# La comunicazione radiologica

## Dalle basi al referto multimediale

Francesco Schiavon • Riccardo Berletti

# La comunicazione radiologica

Dalle basi al referto multimediale

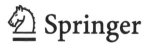 Springer

FRANCESCO SCHIAVON
Dipartimento di Diagnostica per
Immagini e Scienze Radiologiche
ULSS 1 della Regione Veneto
Belluno

RICCARDO BERLETTI
Dipartimento di Diagnostica per
Immagini e Scienze Radiologiche
ULSS 1 della Regione Veneto
Belluno

Con un contributo di
CARLO ALIPRANDI
Speech Solutions Manager
Synthema S.r.l.
Ospedaletto (Pisa)

Con la collaborazione di
BIANCA MARIA MASINIELLI, RAFFAELLA PESCHECHERA, STEFANIA ROSSI,
ROBERTA TARANTO MONTEMURRO
Dipartimento di Diagnostica per
Immagini e Scienze Radiologiche
ULSS 1 della Regione Veneto
Belluno

ISBN 978-88-470-1107-6
ISBN 978-88-470-1108-3  (eBook)

Springer fa parte di Springer Science+Business Media
springer.com
© Springer-Verlag Italia 2009

Layout di copertina: Simona Colombo, Milano
Impaginazione: C & G di Cerri e Galassi, Cremona
Stampa: Arti Grafiche Nidasio, Assago (MI)

Springer-Verlag Italia S.r.l. – Via Decembrio 28 – I-20137 Milano

# Presentazione

Il referto è il momento più importante del nostro lavoro, quello in cui si compendia tutta la nostra sapienza o tutta la nostra ignoranza.

Quante persone guarderanno e giudicheranno quel referto? Lo leggerà il paziente, ansioso di scorgere tra quella miriade di termini tecnici qualche indicazione sul suo stato di salute. Lo analizzeranno puntualmente i colleghi clinici, pesandone ogni parola ai fini dell'ottimale gestione diagnostico-terapeutica. Lo commenteranno, a volte bonariamente e a volte causticamente, i colleghi radiologi al momento dell'esecuzione di ulteriori indagini o controlli. Lo valuterà un magistrato, poiché al giorno d'oggi i radiologi sono gli unici che, mettendo nero su bianco la propria opinione, vengono inevitabilmente coinvolti in ogni caso di presunta *malpractice*.

Ecco allora che un testo sulla refertazione, come quello edito adesso dagli amici Schiavon e Berletti, mostra tutta la sua importanza e necessità. Ad un'analisi superficiale ci si potrebbe domandare a cosa serva un testo sul referto e la refertazione, anziché uno sulla tiroide o sull'uro-TC o sulla RM della caviglia, visto che tutti, ogni giorno, refertiamo. Ma, se solo ci si sofferma un attimo sulle semplici considerazioni espresse nelle righe precedenti, ecco che si comprende il valore e anche l'attualità di questo volume, nonché dei convegni che si vanno attuando in questo ambito, in apparenza scontato. Basti segnalare, a conferma ulteriore dell'interesse per l'argomento, che nel recente questionario conoscitivo *on line* della SIRM la tipologia più gradita dai Soci, nell'ambito delle sessioni scientifiche per le riunioni annuali delle Sezioni di Studio, è stata "Sessioni di casistica con guida alla refertazione".

Il nostro obiettivo, cui gli Autori contribuiscono con estrema accuratezza scientifica, chiarezza espositiva e direi anche tempestività, deve essere quello di ottenere "trasparenza" della refertazione radiologica, aderenza alle effettive necessità diagnostico-terapeutiche, standardizzazione e omogeneità. Ciò non al fine di appiattirci tutti su un'omologazione asettica, che limiti lo spessore scientifico e la "fantasia" individuale, ma allo scopo di fornire un servizio effettivo ed ottimizzato al paziente-utente.

Napoli, settembre 2008

*Dott. Alfredo Siani*
*Direttore Area Funzionale di Radiodiagnostica*
*Istituto Nazionale Tumori di Napoli*
*"Fondazione G. Pascale", Napoli*

# Prefazione

Da qualche anno, noi e i medici del nostro gruppo di lavoro siamo particolarmente interessati al referto: non tanto perché argomento suscettibile di particolari speculazioni scientifiche, ma piuttosto perché elemento fondamentale del nostro lavoro quotidiano.

Abbiamo infatti rivolto l'attenzione al fatto che ci capitava spesso di non essere in grado o di aver difficoltà a produrre il referto più adeguato che trasmettesse al medico prescrittore la corretta interpretazione diagnostica. E, d'altra parte, abbiamo constatato che non potevamo affidarci a nessuna linea guida, nessun trattato, nulla di ufficiale o di consultabile; in altre parole, che dovevamo basarci sul nostro buon senso.

Così abbiamo cominciato a discuterne tra di noi, ad aumentare le consultazioni tra colleghi e a guardare con interesse anche i referti prodotti altrove. Ma abbiamo cominciato anche a chiederci cosa poteva interessare di più al prescrittore e a chiedergli cosa avrebbe gradito. Abbiamo cioè coinvolto i nostri colleghi medici di famiglia e ospedalieri, pensando che solo loro potessero fornirci un *feedback* sul grado di efficacia diagnostica dei nostri referti.

Per questo motivo abbiamo intensificato i contatti interpersonali estemporanei e quotidiani con loro, organizzato meeting e convegni nei quali discutere delle reciproche esigenze, compilato e consegnato loro dei questionari per recepire il gradimento e, infine, li abbiamo resi partecipi della vita del Servizio, ad esempio tenendoli informati sulle variazioni dell'èquipe.

Ne sono risultati sicuramente una drastica riduzione da parte loro di richieste d'esame inappropriate, e da parte nostra di banali errori di compilazione del referto. Da tutto ciò è derivato anche un miglioramento della qualità del referto stesso.

Eleggendo il confronto a sistema, abbiamo inoltre individuato una metodologia condivisa, che ha reso più omogenea la stesura del referto, riducendo nel contempo quell'"anarchia" interpretativa che tanto ci viene contestata dai clinici.

Con tutto ciò, ci siamo appassionati all'argomento, capendo che esso andava affrontato con l'aiuto di altri professionisti che ci richiamassero all'attenzione tutti quegli aspetti che esulano dalla nostra cultura, ma che sono propedeutici o conseguenti ad esso, e che ci aprono la mente: dal filosofo allo psicologo, dall'italianista al medico legale.

A questo punto, la nuova sfida, che ci pare dietro l'angolo, è se l'informatica – che sta prendendo sempre più piede in questo settore – sia davvero un'opportunità da sfruttare o non piuttosto un pericolo di appiattimento da evitare; se cioè ci si debba lasciar guidare da essa o ci si debba impegnare per indirizzarla a seconda delle nostre esigenze, dandole regole precise.

È, appunto, una sfida; ma non si può pensare di affrontarla seriamente, se prima non si è esplorata – e fatta propria – la base della metodologia refertativa.

*Belluno, settembre 2008*                                               *Dr. Francesco Schiavon*
                                                                                      *Dr. Riccardo Berletti*

# Il punto di vista del filosofo

I temi e le questioni affrontati in questo libro stanno al centro della teoria della conoscenza, della semiotica e dell'etica. L'esigenza di comprendere in che cosa consista il referto e l'aspirazione a fornire criteri per una buona refertazione corrispondono da un lato al problema di distinguere la conoscenza vera da quella falsa, dall'altro alla necessità di comunicare in modo chiaro e determinato ciò che si è riconosciuto come vero.

La cultura dell'Occidente pensa da sempre che la visione sia il mezzo primario della conoscenza. Non possiamo dire nulla sull'esistenza di un oggetto né giudicare delle sue dimensioni e delle sue qualità, se prima esso non sia stato colto in una esperienza dello sguardo, che impegna assieme l'occhio che vede e la mente che pensa. In radiologia clinica, come in molti settori della scienza attuale, la situazione si complica perché le cose non sono viste in se stesse, ma grazie all'ausilio dell'immagine, che diviene il vero elemento mediatore tra la ricognizione visiva compiuta dal radiologo e la scrittura del referto. Sulla struttura d'essere dell'immagine si sono riempite biblioteche, ma basterebbe leggere questo bel lavoro per avere di fronte in maniera efficacissima tutte le difficoltà che l'attuale sovradimensionamento della cultura "per immagini" produce. In radiologia clinica oggi si vede molto di più di quanto la "realtà" stessa consenta di vedere con l'occhio naturale e il processo di perfezionamento di questo "oltremondo" iconico non è destinato a fermarsi, bensì ad accelerare.

Ma veniamo al referto. Il fine della visione è sempre la comunicazione. La conoscenza, una volta acquisita, deve essere trasmessa, e qui nascono altri problemi, con i quali la radiologia clinica si scontra giornalmente. Un atto di comunicazione, per risultare efficace – e il radiologo non può permettersi che non lo sia – deve possedere alcune imprescindibili caratteristiche. In primo luogo esso deve avere un "senso" determinato e condiviso dai parlanti che circondano l'atto della refertazione. Per avere senso, una scrittura, seppur breve, deve mostrare adeguatezza grammaticale e sintattica, sicuro riferimento oggettuale dei termini che usa, chiarezza informativa e basso livello di ambiguità. Si tratta di requisiti che non sempre si presentano assieme, ma che devono essere mantenuti come elementi ideali a cui ogni atto comunicativo, non solo il referto, dovrebbe ispirarsi. Da questo punto di vista, l'opera rappresenta un punto di sicuro avanzamento sulla via dell'impostazione di una metodologia unitaria nella pratica della refertazione in radiologia clinica.

Un'ultima considerazione. Alla base di questo volume si agita una questione fondamentale, che spesso non troviamo adeguatamente considerata nelle trattazioni scientifiche. Si tratta dell'esigenza etica. Un atto di scrittura ha carattere di impegno morale e giuridico. Chi scrive deve rispondere alla comunità di ciò che ha scritto, soprattutto quando ciò che è stato riportato ha conseguenze per altri. Il radiologo è esposto in prima persona a questa presa di responsabilità e nell'assumerla deve tener conto di variabili psicologiche, sociali e personali che esulano dagli aspetti squisitamente tecnici della sua professione.

Il radiologo, forse più di altri, deve ritornare a essere quella figura di medico "esperto delle cose umane" che l'assetto attuale degli studi di medicina ha forse un po' dimenticato; ma il bel lavoro di Schiavon e Berletti lascia ben sperare che la perdita non sia definitiva.

*Padova, settembre 2008*                                            *Dr. Fabio Grigenti*
                                                                  *Dipartimento di Filosofia*
                                                          *Università di Padova, Padova*

# Indice

# Introduzione

Qualche anno fa (1999) organizzammo nella nostra sede lavorativa un convegno dal titolo "Immagini e parole: la trasmissione delle immagini e la refertazione in radiologia toracica". Lo facemmo limitatamente alla radiologia toracica, perché quello era allora il nostro campo di interesse preminente; ma avremmo potuto proporlo, pensiamo, per qualsiasi altro settore o per la radiologia intera, poiché proponevamo uno schema che ci sembrava valido.

In esso volevamo porre l'attenzione sui due elementi – tra loro intimamente connessi – che qualificano l'attività del radiologo: le immagini prodotte e le parole necessarie per interpretarle.

Dividemmo l'argomento nelle tre parti sequenziali, che corrispondono alle fasi del nostro processo lavorativo di radiologi:

a. *la produzione delle immagini*, in genere demandata al tecnico, con l'esclusione degli esami ecografici;
b. *l'uso delle parole* per interpretarle, cioè la produzione del referto da parte del radiologo;
c. *i vincoli del referto*, cioè della parola scritta e validata, a cominciare dalle ricadute medico-legali.

In termini umanistico-filosofici, ci ripromettevamo di verificare se il radiologo avesse disponibili – sapendole usare – le parole per interpretare le numerose immagini (o i particolari deducibili da ciascuna di esse, grazie al "post-processing") che vengono prodotte dalla moderna tecnologia e che compongono larga parte degli esami diagnostici.

Questo perché, in una società come la nostra, l'immagine – comunque intesa – ha un ruolo rilevante, che può essere controllato e incanalato solo mediante un uso ponderato del linguaggio. Tant'è che c'è chi profetizza – Eliot Siegel – che un domani potrà essere ancora peggio, prevedendo che il radiologo, se si manterrà costante questa implementazione dell'iconografia, nel 2015 dovrà valutare circa 600.000 immagini al giorno.

Per questo motivo impostammo l'argomento – ricevendo a posteriori conferme della bontà della scelta – in modo tale che il radiologo dovesse uscire dalla torre del suo tecnicismo per avvalersi anche di altre competenze professionali, utili ad allargare la sua prospettiva, in modo da usufruire dell'approccio migliore alla disciplina: il filosofo, il linguista, il medico legale, lo psicologo; ciascuno competente per la propria specificità (il filosofo nella fase di produzione delle immagini, l'italianista in quella della compilazione del referto, il medico legale in quella dei vincoli del referto, lo psicologo nel ruolo trasversale e bidirezionale del processo comunicativo tra radiologo e paziente).

Tutto questo perché il *referto è l'atto medico che qualifica il radiologo come clinico e come specialista*; tant'è che egli attraverso di esso esprime la propria professionalità, e può farlo solo se – in termini meramente amministrativi – è in possesso del diploma di specializzazione.

# Capitolo 1

# Requisiti di efficacia del referto

*"Il referto è il farmaco del radiologo"*. Questa incisiva espressione serve a rendere, più di molte altre, l'importanza del referto, tenendo presente che l'etimologia della parola greca "phármakon" esprime un doppio ed antitetico significato: tanto la medicina quanto il veleno.

In altre parole, il referto è uno strumento indispensabile per la cura, ma deve essere redatto in modo accurato, perché altrimenti può fallire, avvelenare ed uccidere, se non raggiunge il suo scopo, che è quello della trasmissione efficace di un senso condiviso. Lasciamo questo approfondimento ad ambiti filosofici che non ci competono.

In termini molto semplici, un referto – per essere un buon "farmaco" – deve rispettare alcuni requisiti di efficacia, da tenere ben presenti come basilari al momento della sua compilazione. Quali sono questi requisiti indispensabili?

Anzitutto, un buon referto dovrebbe incidere sulla *conduzione terapeutica*: impostandola, modificandola o confermandola quando ritenuto necessario (Fig. 1). Perché, se esso non svolge nessuna di queste funzioni, delle due l'una: o è il prodotto

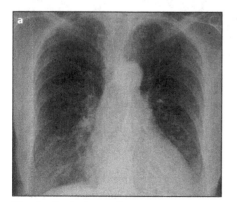

RX torace standard.
Esame richiesto per "tosse stizzosa".
[...] Accentuazione a carattere vascolare degli ili polmonari con segni di ridistribuzione del piccolo circolo di tipo 1:1. Cuore in sede con ingrandimento delle sezioni di sinistra.
Il quadro suggerisce un'iniziale congestione del piccolo circolo da insufficienza del cuore sinistro e consiglia valutazione cardiologica.

**Fig. 1 a, b.** Referto efficace, che contribuisce a chiarire il quadro clinico: l'esame radiologico del torace, richiesto per "tosse stizzosa", evidenzia i segni dell'iniziale scompenso cardiaco ed il paziente viene indirizzato dallo specialista di competenza. **a** Radiogramma del torace, proiezione postero-anteriore. **b** Referto

F. Schiavon, R. Berletti, *La comunicazione radiologica. Dalle basi al referto multimediale*.
ISBN 978-88-470-1107-6. © Springer-Verlag Italia 2009

di una scarsa professionalità o è la risposta ad un esame richiesto inutilmente e accettato senza coscienza critica da parte del radiologo (Fig. 2).

Ancora, un buon referto dovrebbe essere davvero *comunicativo*, usare cioè una struttura, una forma ed un lessico incisivi ed adeguati, dove gli elementi vengono inseriti secondo una logica clinica serrata ed inoppugnabile (Fig. 3).

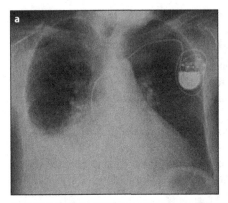

b
*RX torace.*
*Accertamento in "dispnea".*
*Velatura pleurica destra con limite craniale all'altezza dell'arco posteriore dell'ottava costa. Non evidenti lesioni parenchimali a focolaio. Seno costofrenico sinistro libero. Pace-maker con estremo distale proiettato contro le sezioni cardiache di destra.*

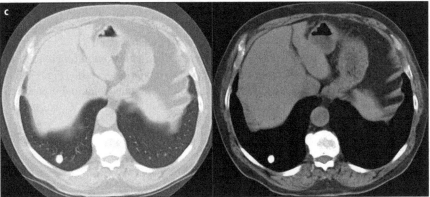

d
*TAC torace senza mdc.*
*Esegue per "studio di formazione nodulare polmonare", a completamento di precedente esame radiografico del torace.*
*La formazione nodulare della base polmonare destra risulta diffusamente calcifica. Non si osservano ulteriori lesioni polmonari focali. [...] Il pattern del nodulo è compatibile verosimilmente con granuloma calcifico.*

**Fig. 2 a-d.** Quadro di scompenso cardiaco con versamento pleurico consensuale: il referto non correla i reperti utili a qualificare la natura del versamento pleurico, risultando pertanto non chiaro e poco competente. **a** Radiogramma del torace, proiezione postero-anteriore. **b** Referto. Medicina "difensiva": esame TC del torace inutilmente richiesto ed eseguito per "controllo" di nodulo polmonare benigno calcifico. **c** TC del torace. **d** Referto

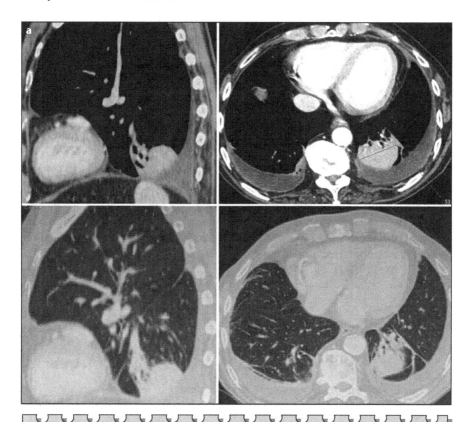

TC torace senza e con mdc.
Studio TC eseguito ad integrazione di precedente esame radiografico del torace per "massa di ndd".
La massa rotondeggiante segnalata al lobo inferiore sinistro, addossata alla parete toracica posteriore, presenta segni di broncogramma aereo nel suo contesto. Le strutture bronco-vasali sono stirate verso un polo della lesione con retrazione della pala inferiore della scissura. Si associa falda di versamento pleurico bilaterale di modica entità, con minimo ispessimento dei foglietti pleurici. [...] Il pattern TC è suggestivo per atelettasia rotonda.

**Fig. 3 a, b.** Atelettasia rotonda: referto di buona qualità, in cui i reperti vengono descritti correttamente secondo logica, conducendo ad una conclusione inoppugnabile. **a** Esame TC del torace. **b** Referto

Ne consegue che un buon referto dovrebbe rispettare le elementari *regole linguistiche* (di grammatica, sintassi, punteggiatura, "consecutio temporum"), senza le quali diverrebbe scadente, a prescindere dalle informazioni cliniche che vuole trasmettere (Fig. 4).

Ne consegue ancora che un buon referto dovrebbe evitare o ridurre al minimo non solo gli errori di interpretazione (errori "universali": "tutti possono sbagliare"), ma anche e soprattutto quelli *di trascuratezza* (errori "individuali": "sbaglia solo chi non sta attento") (Fig. 5). Ma di questo parleremo in uno dei prossimi capitoli.

Infine, un buon referto deve tener conto dei *vincoli economici*, più che mai attuali in Sanità: cioè, non deve indurre spese inutili – richiedendo, ad esempio, ulteriori esami o controlli – quando non sono necessari e riflettono solo l'inadeguatezza del refertatore (Fig. 6).

Ad onor del vero, in quest'ultima categoria rientrano non solo i referti, ma anche le richieste di esami inutili o incongruenti da parte del medico prescrittore, perché – non bisogna dimenticarlo – il radiologo non è un mero esecutore, ma un clinico (D.Lgs. 230/95); deve cioè decidere – assumendosene l'onere – se quell'esame richiesto sia davvero necessario o non serva o debba essere eseguito con un'altra tecnica più efficace e meno nociva o costosa. Ne parleremo più avanti.

> *RX gomito dx.*
> *Assente la documentazione precedente per il confronto.*
> *Indagine odierna tecnicamente non soddisfacente.*
> *Visibili esiti di frattura scomposta dell'estremità distale dell'omero e prossimale di radio e ulna, con presenti multipli mezzi metallici di sintesi disposti tra omero e ulna con evidenti frammenti ossei liberi.*
> *Si invia in visione la documentazione ad uso specialistico.*

**Fig. 4.** Referto privo di congruenza logica, con anarchia sintattica, in cui il radiologo rinuncia all'interpretazione, delegandola all'ortopedico

> *RM spalla dx.*
> *[...] Regolare il sottospinato e, sottoscapolare del capo lungo del bicipite che è in sede di regolare dimensione e morfologia di intensità di segnale. È apprezzabile inoltre lacune geodiche in adiacenza del trachite. Area di relativa iperintensità del segnale nelle tibiodipendenti si apprezza adiacente al trachite possibilmente da riferire...*

**Fig. 5.** Referto del tutto sgrammaticato, composto con il refertatore vocale e non corretto al momento della firma per una clamorosa disattenzione del medico radiologo!

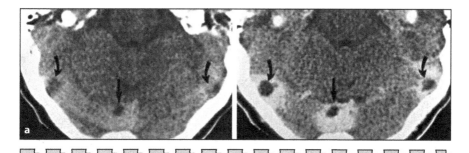

**b** *TC cerebrale senza e con mdc.*
*[...] A livello dei seni trasversi si osservano 3 minute formazioni rotondeggianti ipo-dense prima e dopo contrasto, di dubbia interpretazione, che richiedono inquadramento clinico ed eventuale approfondimento diagnostico con RM.*

**Fig. 6 a, b.** La richiesta di esami di controllo o di integrazione deve avere una motivazione clinica e non riflettere l'incertezza o l'inadeguatezza del refertatore: in questa TC vengono rilevate delle "innocue" granulazioni aracnoidee, non identificate come tali per l'imperizia e la negligenza del radiologo, che consiglia un'inutile RM di approfondimento. **a** Esame TC dell'encefalo con mdc. **b** Referto

# Capitolo 2

# Tecnica radiologica: quali scenari oggi?

La radiologia analogica sta andando in pensione.

Questo comporta che certe dinamiche, su cui i Servizi di Radiologia hanno finora vissuto, se non già cessate, sono quantomeno destinate all'esaurimento: il tecnico produce l'esame radiografico mentre al medico compete quello radioscopico o contrastografico; i dati acquisiti non sono modificabili, possono tutt'al più essere pre-impostati in fase di acquisizione; il medico referta su materiale sensibile (le pellicole) – prodotto da lui stesso o dal tecnico – ed al massimo lo può incrementare o ripetere, ma non di più.

In passato, quindi, il radiologo doveva leggere poche immagini per esame, unicamente quelle che gli venivano presentate, e la produzione del referto risultava in qualche modo più semplice.

Anche la tipologia degli esami disponibili era relativamente ridotta: fino ad un paio di decenni fa, il clisma opaco e l'esame radiologico del tubo digerente a doppio contrasto, la colangio-colecistografia o le angiografie – tanto per fare degli esempi – erano considerati degli esami "speciali", quelli ai quali – nei grossi Servizi – erano addetti solo pochi fortunati. Di tutti questi esami il referto poteva essere abbastanza breve e standardizzato, perché in genere i reperti da valutare erano relativamente pochi e spesso ripetitivi (Fig. 7).

Oggi, invece, le tecniche disponibili e le loro possibilità applicative sono nettamente aumentate, con un radicale cambiamento delle modalità di acquisizione delle immagini.

Inoltre, come ben noto, non solo non vi è settore o distretto anatomico che sia precluso alle indagini diagnostiche, ma per molti di essi agli studi morfologici si associano quelli funzionali, spettroscopici e molecolari; tant'é che non si parla più solo di "diagnostica per immagini", ma anche di "diagnostica bio-molecolare", come nuova – e già attuale – frontiera dell'imaging.

In aggiunta a ciò, gli esami diagnostici – quali, ad esempio, quelli di Tomografia Computerizzata (TC) o di Risonanza Magnetica (RM) – si accompagnano ad un'iconografia sempre più ricca, composta non solo di centinaia di immagini "native", ma anche di ricostruzioni bi- e tridimensionali nei diversi piani dello spazio. E se consideriamo che queste tipologie di esami sono sempre più frequenti (gli esami TC potranno essere frenati solo da considerazioni dosimetriche), lo sbilanciamento verso una produzione di immagini sempre più ri-

F. Schiavon, R. Berletti, *La comunicazione radiologica. Dalle basi al referto multimediale.*
ISBN 978-88-470-1107-6. © Springer-Verlag Italia 2009

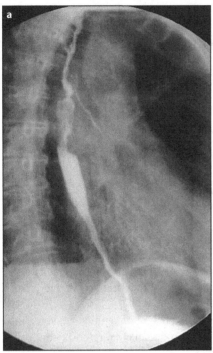

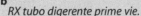

**RX tubo digerente prime vie.**
Esame effettuato mediante la somministrazione per os di mezzo di contrasto iodato per sospetta fistola esofago-tracheale in stenosi neoplastica dell'esofago.
Lunga stenosi a margini irregolari del terzo medio dell'esofago toracico con opacizzazione diretta delle diramazioni bronchiali di sinistra, per sottile fistola tra esofago e bronco principale di sinistra all'origine. [...]

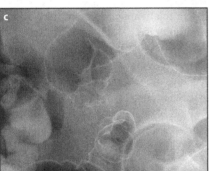

Esame effettuato su richiesta chirurgica, a completamento di esame endoscopico.
Clisma opaco del colon a doppio contrasto.
Stenosi serrata a "torsolo di mela" del terzo medio del sigma della lunghezza di circa 5 cm, suggestiva per lesione eteroplastica infiltrativa. Per il resto la canalizzazione del grosso intestino risulta regolarmente conservata fino al cieco, con normale distensibilità parietale ed opacizzazione per via reflua dell'ultima ansa ileale. [...]

**Fig. 7 a-d.** I referti degli esami radiologici tradizionali sono generalmente più brevi e standardizzati rispetto a quelli di imaging, in relazione al minor numero di immagini e di reperti da analizzare. **a** Esame radiologico delle prime vie digestive. **b** Relativo referto. **c** Clisma opaco del colon a doppio contrasto. **d** Relativo referto

dondante e predominante – come aveva appunto previsto Siegel – è nella logica dei fatti.

Solo per accennare a un argomento a questo punto inevitabile, va ricordato che l'impiego medico delle radiazioni ionizzanti è la principale fonte di esposizione della popolazione dovuta a sorgenti artificiali, che esso è in continuo aumento sia in Italia che in tutti i Paesi ad elevato grado di assistenza sanitaria e che in questi ultimi anni si sono sempre più diffuse strumentazioni ad elevata dose di esposizione, essendo la TC, la radiologia interventistica e la tomografia ad emissione di positroni (PET) le tecniche più invasive in questo senso.

Se poi il radiologo – per compilare il referto – deve cimentarsi nel confronto tra due o più esami di tal genere, come spesso avviene in ambito oncologico, questo aspetto si rende ancor più evidente, ponendo tra l'altro il problema dell'eccessiva informazione, come diremo meglio più avanti.

Ma anche gli esami diagnostici di base – una radiografia del torace o di un segmento scheletrico – si sono complicati sul versante iconografico, dal momento che il "post-processing" consentito dall'acquisizione digitale può modificare radicalmente l'immagine ottenuta (Fig. 8).

In sintesi, *la digitalizzazione degli esami diagnostici comporta un netto incremento in termini sia quantitativi che qualitativi dell'iconografia sulla quale il radiologo dovrà produrre il referto.*

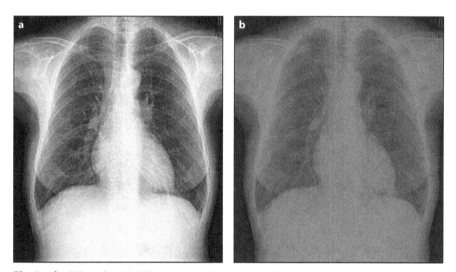

**Fig. 8 a, b.** L'imaging digitale consente di "manipolare" le immagini diagnostiche attraverso l'impiego di algoritmi ("post-processing"). **a** Radiogramma digitale del torace in proiezione postero-anteriore. **b** Lo stesso radiogramma dopo "processing"

# Capitolo 3

# Priorità sanitarie attuali

Le società industrializzate, come la nostra, si distinguono dal punto di vista demografico per il calo della natalità, il progressivo invecchiamento della popolazione nativa e la sempre più massiccia immigrazione dai Paesi del Terzo Mondo.

Dal punto di vista sanitario, questo comporta due distinte esigenze per la popolazione complessiva: l'una per i nativi, e cioè il mantenimento di un buono stato di salute, anche attraverso la prevenzione primaria e secondaria; l'altra per gli immigrati, ovvero la diagnosi tempestiva e la cura adeguata delle patologie importate dal Paese di origine, tanto più se queste possono essere fonte di contagio.

In altre parole, nella *popolazione che invecchia* prevalgono le patologie croniche degenerative: quelle osteo-articolari del poliartrosico e dell'osteoporotico, le demenze e le sindromi extra-piramidali (Fig. 9); mentre nella *popolazione immigrata* non sono da trascurare le patologie da malnutrizione e – più in generale – quelle infettive (come la tubercolosi) legate alla promiscuità, alla scarsa igiene e alla cattiva qualità di vita (Fig. 10).

Così, se da un lato viene trasferita a chi proviene dal Terzo Mondo – o più in generale a chi vive in condizioni di disagio – quella patologia che si pensava fosse stata debellata, al punto tale da smantellare e riconvertire le strutture sanatoriali che la curavano; dall'altro si attuano controlli sulla stabilizzazione o meno di patologie note, si effettuano accertamenti per il sospetto di una loro riacutizzazione e si sviluppano programmi di screening in vari settori per la diagnosi in fase pre-clinica.

Questi aspetti complessivi – demografici e sanitari – incidono profondamente sulla refertazione, poiché delineano il tipo di popolazione prevalente ed i bisogni sanitari emergenti: nell'ottica della radiologia clinica, il referto deve interpretare entrambe le esigenze nel migliore dei modi.

In estrema sintesi, là dove la popolazione è anziana prevalgono le patologie degenerative (le cosiddette "-osi") e gli esami vengono richiesti per escludere le riacutizzazioni (le "-iti") o semplicemente per valutare la stabilità del quadro clinico; là dove la popolazione – adulta e anziana – è a "rischio" prevalgono gli esami eseguiti ai fini della prevenzione; infine, là dove la popolazione è immigrata prevalgono le cosiddette patologie del defedato (Fig. 11).

F. Schiavon, R. Berletti, *La comunicazione radiologica. Dalle basi al referto multimediale.*
ISBN 978-88-470-1107-6. © Springer-Verlag Italia 2009

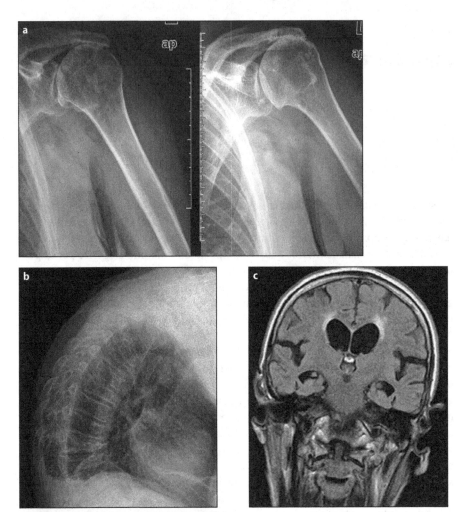

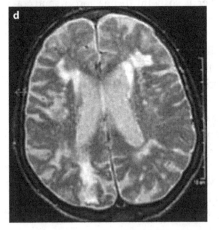

**Fig. 9 a-d.** Nella popolazione geriatrica prevalgono le patologie croniche degenerative. **a** Radiogrammi di spalla in proiezione frontale: grave artrosi con segni indiretti di rottura inveterata della cuffia dei rotatori. **b** Particolare di radiogramma del torace in proiezione laterale: fratture vertebrali somatiche in osteoporosi. **c** RM di encefalo, sequenza FLAIR coronale: atrofia ippocampale in morbo di Alzheimer. **d** RM di encefalo, sequenza assiale pesata in T2: estese alterazioni cortico-sottocorticali cerebrali di natura ischemica in malattia di Binswanger

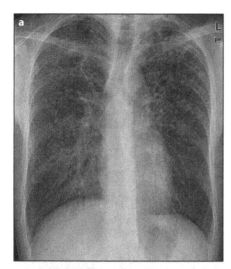

**Fig. 10 a, b.** La malnutrizione e le scadenti condizioni igieniche di vita riscontrabili in larghe fasce di popolazione – come ad esempio tra gli immigrati – hanno portato nuovamente alla ribalta malattie che si ritenevano ormai di raro riscontro. **a** Radiogramma del torace in proiezione postero-anteriore: tubercolosi miliare polmonare. **b** RM dell'encefalo, sequenze T1-pesate dopo Gadolinio e T2-pesata: ascessi tubercolari

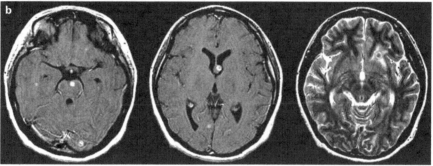

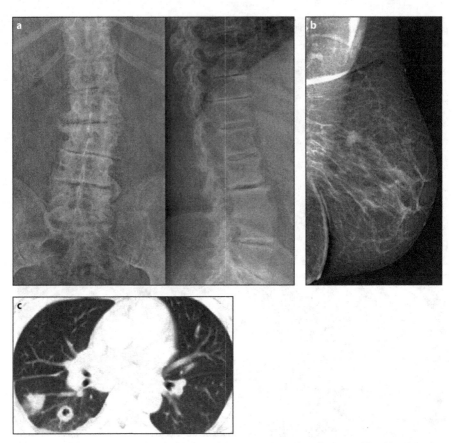

**Fig. 11 a-c.** Prevalenza delle patologie nella popolazione in relazione all'epidemiologia: negli anziani prevalgono gli esami di controllo per patologie degenerativo-involutive; negli adulti a "rischio" sono frequenti gli esami di prevenzione o di screening; nei soggetti defedati vengono spesso richiesti accertamenti per escludere malattie infettive. **a** Esame radiografico della colonna lombare: grave spondilosi in soggetto anziano. **b** Mammografia di screening: tumore mammario. **c** TC torace con mdc: emboli polmonari settici in un soggetto tossicodipendente

# Capitolo 4
# Semeiotica radiologica: quali scenari oggi?

Come poco sopra accennato, i nostri Servizi sono sempre più frequentati da persone che hanno le seguenti caratteristiche: stanno bene e desiderano continuare a star bene, ma rientrano in una fascia di popolazione "a rischio" e vengono quindi inserite in programmi di prevenzione o di screening (come le donne tra 50 e 70 anni per il cancro del seno o i maschi adulti/anziani per il cancro della prostata). Si tratta, in altre parole, di *utenti*, nell'accezione più corretta del termine.

Tutto questo ha molteplici risvolti. Ora ne analizziamo solo uno: la particolare semeiotica che questa tipologia di popolazione comporta, diversa da quella dei cosiddetti *pazienti*, che abbiamo studiato – per intenderci – all'Università.

Cercando di estremizzare il concetto, se la semeiotica è fatta di segni diretti e indiretti, potremmo dire che i primi prevalgono nel paziente, essendo le lesioni visibili sotto forma di alterazioni macroscopiche, come masse, noduli, ecc.; mentre i secondi sono più frequenti nell'utente, essendo le lesioni rappresentate più da convergenze, distorsioni o irregolarità millimetriche. Infatti, nel paziente con sintomatologia clinica è ipotizzabile l'esistenza di un quadro patologico da confermare ed approfondire, mentre nell'utente è più facile riscontrare delle alterazioni ai limiti della visibilità e/o di difficile caratterizzazione, che possono necessitare del supporto informatico (*CAD – Computer-Aided Detection*) (Fig. 12).

Pertanto, il referto per il paziente deve essere impostato in modo diverso da quello per l'utente: nel primo bisogna privilegiare la descrizione della metodologia di studio scelta e la gerarchizzazione dei segni diretti riscontrati, mentre nel secondo va "stressata" la ricerca dei segni indiretti e delle piccole alterazioni.

La differenza tra i due tipi di referto è evidente anche dal diverso modo in cui vengono percepiti dal medico prescrittore.

Spesso, nel caso del paziente, il clinico guarda direttamente l'esame prima di leggere il referto, semplicemente perché un reperto macroscopico può essere visto da chiunque. Questo atteggiamento, che esiste da sempre, è giustificato dal fatto che le immagini destano l'attenzione e la curiosità di tutti, soprattutto del clinico nel caso in cui abbia già formulato una propria ipotesi diagnostica: anche da questo deriva il vecchio appellativo dispregiativo di "fotografo" dato al radiologo, al quale non è riconosciuta una valenza clinica paritaria. In questo caso, solo un referto di buona qualità, che incida sulla terapia e/o sull'iter diagnostico, può "riscattare" il radiologo, costringendo il prescrittore a leggerlo e a tenerne conto (Figg. 1, 3).

F. Schiavon, R. Berletti, *La comunicazione radiologica. Dalle basi al referto multimediale.*
ISBN 978-88-470-1107-6. © Springer-Verlag Italia 2009

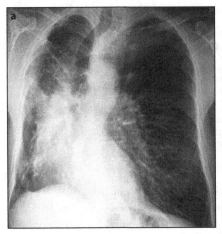

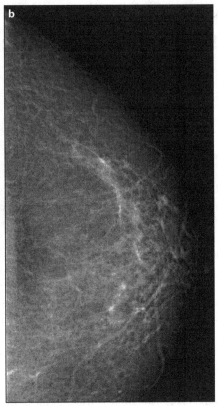

**Fig. 12 a, b.** Negli esami dei pazienti sintomatici prevalgono le alterazioni patologiche
macroscopiche, mentre negli esami eseguiti
ai fini della prevenzione – effettuati in fase
pre-clinica – le alterazioni possono essere
al limite della visibilità, tali da richiedere
programmi informatici di supporto (CAD).
**a** Radiogramma del torace in proiezione
frontale: grossolana neoplasia centrale sintomatica. **b** Mammografia: neoplasia mamma-
ria riscontrata nell'ambito dello screening con
l'ausilio del CAD

Nel caso dell'utente, invece, il radiologo individua quei segni che solo pochi possono cogliere; perciò il clinico continuerà a guardare le immagini, stavolta guidato dalle indicazioni del radiologo, che gli sono indispensabili per leggerle e com-
prenderle.

Pertanto la bravura del radiologo risiede nella sua capacità di correlare i segni
radiologici con la clinica del paziente, rendendo comprensibili i reperti che sono
individuabili dai più (le famose "macchie" ed "ombre"), mentre nel caso dell'u-
tente il radiologo non deve lasciarsi sfuggire i reperti che solo lui può di solito
vedere.

Resta da discutere un'altra questione importante, cui faremo solo un breve cenno: il linguaggio della semeiotica radiologica tradizionale è sempre adeguato ai moderni scenari diagnostici oppure c'è il rischio di una "fuga in avanti" dell'imaging
rispetto alla terminologia che viene utilizzata per descrivere reperti sempre più piccoli e complessi? Per esempio, la descrizione di una lesione polmonare di pochi
millimetri individuata in un esame TC (Fig. 13) è sempre adeguata al suo substrato
anatomo-patologico, oppure può produrre delle difficoltà di comunicazione circa il
suo inquadramento?

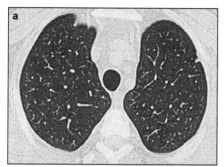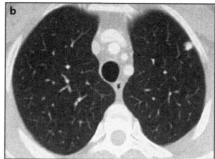

**Fig. 13 a, b.** Il riscontro di lesioni millimetriche, di difficile caratterizzazione, può creare problemi di comunicazione tra radiologo e clinico per la corretta gestione del paziente. **a** TC del torace ad alta risoluzione: micronodulo subpleurico di ndd del lobo superiore di sinistra. **b** Controllo TC spirale a 8 mesi: l'incremento dimensionale del nodulo è suggestivo per lesione maligna (adenocarcinoma)

Capitolo 5

# L'informazione clinica per un buon referto

Il primo elemento necessario a produrre un buon referto è il *quesito clinico*.

In passato, fino al D.Lgs. 230 del 1995, la possibilità di avere un'adeguata giustificazione clinica per un esame radiologico dipendeva spesso dalla sensibilità e dall'educazione del medico prescrittore, dalla sua fiducia nel radiologo e dal loro rapporto di collaborazione. Poteva, quindi, essere una battaglia persa, perché l'importante era che l'esame fosse eseguito comunque, a prescindere dal quesito scritto e dal referto radiologico: così all'ortopedico o all'odontoiatra – tanto per citare i primi specialisti che vengono in mente – interessava maggiormente l'esecuzione e la documentazione iconografica dell'esame richiesto piuttosto che la sua interpretazione da parte del radiologo, che in alcuni casi avallava tale atteggiamento, e continua purtroppo a farlo, redigendo referti rinunciatari o poco significativi (Fig. 14).

Oggi, forse, tale *"vexata quaestio"* è in via di risoluzione, in quanto le enormi potenzialità delle metodiche disponibili metterebbero a nudo l'eventuale atteggiamento inadeguato o poco collaborativo del prescrittore (Fig. 15).

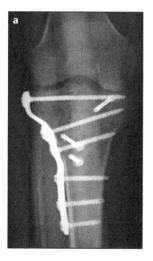

b RX ginocchio destro.
Controllo di frattura nota di tibia trattata con mezzi di sintesi: si dà l'esame in visione per valutazione specialistica ortopedica.

**Fig. 14 a, b.** Un atteggiamento rinunciatario mortifica la professionalità del radiologo. **a** Radiografia di ginocchio, proiezione frontale. **b** Referto

F. Schiavon, R. Berletti, *La comunicazione radiologica. Dalle basi al referto multimediale.*
ISBN 978-88-470-1107-6. © Springer-Verlag Italia 2009

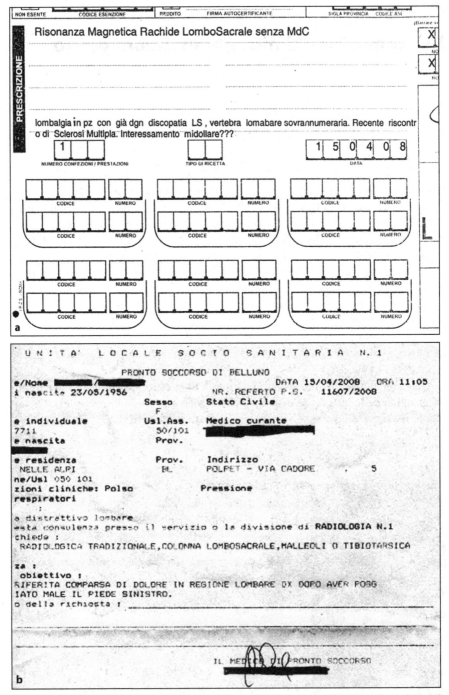

**Fig. 15 a, b.** Esempi di richieste incongrue di esami radiologici. **a** Richiesta formulata dal medico di base. **b** Richiesta da Pronto Soccorso

Probabilmente in passato uno dei motivi – il più importante e inconfessabile! – per il quale gli esami venivano richiesti senza adeguata indicazione clinica era la "gelosia" del richiedente, che temeva di essere scalzato dalle sue prerogative di medico curante e di perdere l'*imprimatur* della diagnosi. Se questo poteva essere plausibile con le limitate metodiche radiologiche di allora (cui abbiamo prima accennato), non dovrebbe esserlo con quelle attuali, proprio in virtù delle loro grandi potenzialità.

Quindi, in definitiva, è anche nell'interesse del prescrittore formulare un buon quesito diagnostico: in tal modo, sarà apprezzato sia per la sua sensibilità verso il lavoro del radiologo che per la sua buona conoscenza del moderno imaging.

Ma, prima di stabilire quali informazioni servono al radiologo, vediamo perché gli servono.

Le motivazioni principali sono le seguenti:
- scegliere la tecnica ed il protocollo di studio più idonei ed appropriati (per esempio, se l'istanza clinica è la tipizzazione di una lesione epatica individuata con l'ecografia, il radiologo dovrà utilizzare un protocollo TC contrastografico dinamico oppure scegliere le sequenze ed il mezzo di contrasto più idonei per la caratterizzazione con RM) (Fig. 16);
- interpretare correttamente i reperti (così, per stabilire la natura di una lesione epatica – mal tipizzabile, potendo rappresentare tanto un angioma quanto un epatocarcinoma, entrambi atipici – la segnalazione della presenza o meno della stessa lesione in una vecchia ecografia può essere più utile del tentativo stesso di tipizzarla) (Fig. 17);
- focalizzare l'attenzione sugli aspetti essenziali della patologia in esame, affinché i rilievi diagnostici siano completi (così, la ricerca e il riscontro di linfoadenopatie ha un significato differente in un paziente oncologico rispetto a uno con patologia flogistica);
- consigliare il proseguimento dell'iter diagnostico con esami mirati, se quello eseguito non è sufficiente (così, un'anamnesi di esposizione a sostanze silicogene può suggerire già da sola l'approfondimento con TC ad alta risoluzione del polmone, se l'esame di base non è indicativo) (Fig. 18);
- ottimizzare il rapporto costo/beneficio degli esami, in modo da valorizzare al massimo la prestazione radiologica;
- da ultimo, ma non per questo meno importante, impostare il referto nel modo più corretto (ne parleremo estesamente fra poco).

Quali informazioni servono di più al radiologo: l'ipotesi diagnostica oppure la semplice informazione clinico-anamnestica?

La prima può essere talvolta insidiosa e fuorviante, se troppo ristretta e mirata (Fig. 19); la seconda presuppone da parte del radiologo una buona base clinica, specie in alcune branche specialistiche (neurologia, pediatria, pneumologia, ecc.).

Quale che sia la formula più gradita al radiologo, l'importante è che il quesito clinico contenga tutte le informazioni rilevanti sulle condizioni di salute del paziente e le motivazioni che giustificano l'esecuzione dell'esame.

Ma cosa fare se il quesito clinico è incompleto, poco comprensibile o addirittura assente?

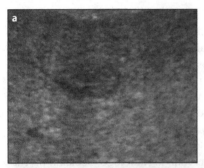

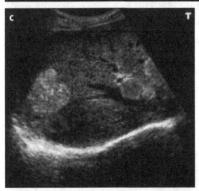

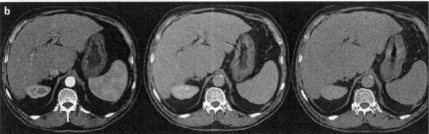

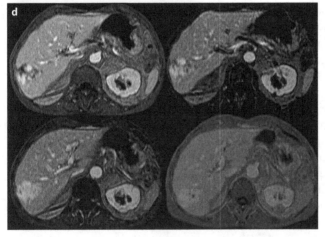

**Fig. 16 a-d.** Il quesito clinico può condizionare la scelta del protocollo di studio più appropriato. **a-b** Piccolo nodulo di epatocarcinoma (HCC) in epatopatia cronica esotossica: riscontro ecografico (**a**) e studio TC contrastografico dinamico, che evidenzia un'intensa impregnazione fugace della lesione in fase arteriosa e successivo rapido "wash-out"(**b**). **c-d** Angioma cavernoso: studio ecografico perfusionale (**c**) ed esame RM dinamico di integrazione con mdc epato-biliare, che evidenzia un'intensa impregnazione globulare centripeta con iperintensità della lesione nella fase di equilibrio rispetto al parenchima circostante (**d**)

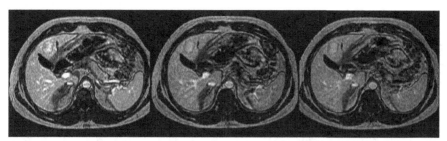

**Fig. 17.** La disponibilità di esami precedenti può contribuire alla diagnosi: questa lesione epatica studiata con una RM dinamica con mdc paramagnetico sarebbe stata difficilmente caratterizzabile, se non si avesse avuto a disposizione un esame ecografico precedente che non la segnalava (metastasi)

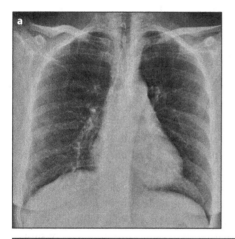

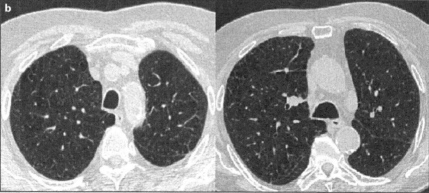

**Fig. 18 a, b.** Un'anamnesi positiva per esposizione a polveri silicogene può consigliare l'approfondimento con TC ad alta risoluzione, se l'esame radiografico del torace risulta negativo. **a** Radiogramma del torace in proiezione postero-anteriore. **b** Immagini TC ad alta risoluzione dello stesso paziente

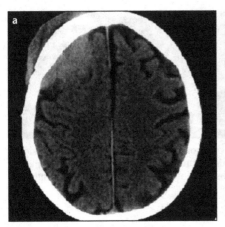
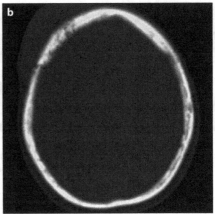

**Fig. 19 a, b.** La richiesta clinica può condizionare l'interpretazione dei reperti radiologici, conducendo ad errori interpretativi: per non farsi fuorviare, il radiologo deve sempre cercare di conservare la propria capacità critica. **a** TC cerebrale richiesta da Pronto Soccorso per "trauma cranico con vistoso ematoma frontale destro". La finestra di visualizzazione per encefalo evidenzia la presenza di una componente patologica tenuemente iperdensa in sede intracranica extra-assiale frontale destra "a lente biconvessa" con aspetti che possono suggerire un'erronea diagnosi di ematoma epidurale. **b** Stesso caso: la finestra per osso mostra la destrutturazione di aspetto infiltrativo del tavolato cranico frontale destro: si trattava di un linfoma primitivo della teca cranica

Innanzitutto è fondamentale che il radiologo si renda conto dell'utilità di consultare il medico richiedente e/o di visitare personalmente il paziente, per chiarire i dubbi e decidere come procedere (Fig. 20).

Inoltre è importante che il radiologo possa accedere con celerità ai precedenti radiologici del paziente, in modo da non ripetere inutilmente esami e non commettere errori di valutazione (i moderni archivi digitali dei sistemi PACS – Picture Archiving and Communication System – sono particolarmente utili e di facile consultazione in tal senso).

In ogni caso, se da un lato le informazioni cliniche sono indispensabili al radiologo, dall'altro queste non devono però limitarne le capacità critiche né condizionarne il giudizio. Un esempio classico di questo rischio - testimoniato dalla letteratura - è rappresentato dall'eccesso di diagnosi radiologiche di bronchioliti obliteranti nei pazienti pediatrici verificatosi durante gli anni '70 negli Stati Uniti, a seguito di una sovra-diagnosi clinica, che all'epoca andava particolarmente di moda.

Pertanto l'indicazione clinica dovrebbe essere "intelligente" e "aperta", in modo da consentire al radiologo di esprimersi correttamente, senza condizionamenti né ipotesi fuorvianti. Paradossalmente c'è chi ritiene che, dovendo scegliere tra una richiesta troppo circostanziata o nessun quesito, sia preferibile quest'ultima evenienza, perché in tal modo si consente al radiologo di descrivere ed interpretare liberamente tutto quello che vede.

In ogni caso, l'assenza o l'insufficienza del quesito clinico non sollevano il radiologo dalla colpa per aver commesso errori diagnostici, né lo giustificano per

```
Regione/Usl 050 101
Condizioni cliniche: Polso          Pressione
Atti respiratori
Nota       :
episidio di vomito ricorrente
Richiesta consulenza presso il servizio o la divisione di RADIOLOGIA N.1
Si richiede :
CONS. RADIOLOGICA TRADIZIONALE,ECOGRAFIA ADDOME SUPERIORE
Urgenza : 1   PRESTAZIONE URGENTE
Esame obiettivo :
       perviene per tremore e artralgie diffuse. terapia a domcilio imp
       recisata, riferto precedente alcuni anni fa. non ha con se alcun
       a documentazione clinica. vigile, collaborante, artralgie diffus
       e ai polsi, ginocchia mani. apiretico. addome trattabile disteso
       , non dolente. torace n,d,p
Motivo della richiesta : _____
a
```

```
                          Sesso       Stato civile
                            F
Codice individuale        Usl.Ass.    Medico curante
*********                 50/102
Comune nascita            Prov.
BELLUNO                   BL
Comune residenza          Prov.       Indirizzo
*****                     BL          VIA *****           ,  54
Regione/Usl 050 102
Condizioni cliniche: Polso            Pressione
Atti respiratori
Nota       :
rif. malessere in pz in terapia da due mesi con eutirox
Richiesta consulenza presso il servizio o la divisione di RADIOLOGIA N.1
Si richiede :
CONS. RADIOLOGICA TRADIZIONALE,ECOTOMOGRAFIA PELVICA
Urgenza : 1   PRESTAZIONE URGENTE
Esame obiettivo :
       PAZIENTE IN TERAPIA CON EUTIROX PER IPOTIROIDISMO E CONTEMPORANE
       A ASSUNZIONE DI LOETTE PER DISMENORREA. DA CIRCA 7 GG ALTERAZION
       E DELL'UMORE CON CRISI ISTERICHE A MINIMI STIMOLI E.O. GENERALE
       N.D.P.
Motivo della richiesta : ____ PER OVSIO (POLCCIRSI ?) _____

_____

b                         IL MEDICO DI PRONTO SOCCORSO
```

**Fig. 20 a, b.** Le richieste cliniche inadeguate costringono il radiologo ad assumersi la responsabilità di rifiutare l'esame oppure di scegliere un differente tipo di accertamento diagnostico, previa valutazione diretta delle problematiche cliniche del paziente e/o colloquio con il medico inviante. **a** Esempio di richiesta clinica incomprensibile. **b** Richiesta di esame per una motivazione "risibile"

aver compilato referti incompleti o inesatti, poiché egli ha piena autonomia e responsabilità decisionale nella gestione del paziente, al pari degli altri clinici.

In altre parole, il radiologo può rifiutarsi di eseguire un esame oppure decidere di modificarlo, se lo ritiene inutile, pericoloso o incongruo. In tal modo il radiologo *si prende "carico"* del paziente, facendogli percorrere l'iter diagnostico più idoneo per le sue problematiche cliniche.

# Capitolo 6

# Indici di gradimento del prescrittore

Nel Convegno sulla refertazione del 1999 menzionato all'inizio, sottoponemmo ai medici di medicina generale (MMG) della nostra Provincia un questionario per capire quali fossero le loro principali esigenze al riguardo. Un analogo questionario fu sottoposto agli specialisti delle neuroscienze (NS) della nostra Azienda Sanitaria in occasione del Congresso Nazionale delle Scienze Neurologiche Ospedaliere, svoltosi a Vicenza nel maggio 2004, con lo stesso fine del precedente. Infine, nel Convegno sulla refertazione di Cortina del maggio 2007, facemmo intervenire il rappresentante dei MMG e dei clinici ospedalieri della nostra Azienda per interloquire direttamente con i presenti sulle problematiche relative al referto radiologico.

La prima domanda dei questionari fu la seguente: *"per chi deve essere redatto il referto?"*. La risposta non fu la stessa per i MMG e per gli specialisti delle NS: i primi non posero indicazioni particolari, essendo per loro sufficiente il parametro della chiarezza del referto; i secondi, invece, nella maggior parte dei casi risposero che doveva essere rivolto agli specialisti di competenza, a dimostrazione del fatto che la Neuroradiologia viene da loro considerata come una super-specialità, la quale richiede competenze specifiche, non sempre possedute dai radiologi generali costretti a cimentarsi con questa materia (Fig. 21).

La seconda domanda fu: *"che tipo di referto si desidera?"*. Qui emerse un'annosa questione: referto breve o lungo, sintetico o dettagliato? La differente risposta della NS e dei MMG dimostrò ancora una volta la diversa impostazione mentale e culturale, già affiorata col primo quesito: mentre la prima desiderava un referto sintetico, che descrivesse solo la patologia, i secondi lo gradivano completo, che descrivesse anche tutti i reperti di normalità, probabilmente come garanzia dell'accuratezza posta dal radiologo nella valutazione dell'esame richiesto.

La successiva domanda fu: *"pensate di avere una sufficiente autonomia nella lettura degli esami complessi?"*. Gli specialisti della NS risposero di sì, almeno in linea di massima – con qualche riserva per l'angiografia – di nuovo a testimonianza di una rivendicata indipendenza culturale; la stessa che fa ritenere la pan-esplorabilità e la ricchezza di dettaglio dell'imaging moderno non come un difetto o una ridondanza, ma come un elemento molto positivo, che consente tra l'altro di cogliere rilievi importanti, ma in quel momento del tutto incidentali, prima che diventino sintomatici (Fig. 22). Naturalmente, di tutt'altro genere fu la risposta dei

F. Schiavon, R. Berletti, *La comunicazione radiologica. Dalle basi al referto multimediale.*
ISBN 978-88-470-1107-6. © Springer-Verlag Italia 2009

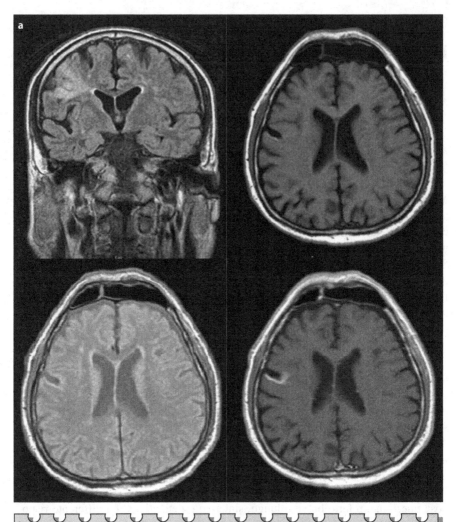

b

*RM encefalo.*
*[…] Le alterazioni tissutali segnalate sono di incerto inquadramento e non consentono*
*di escludere l'eventualità di un fatto flogistico-infettivo in atto.*

**Fig. 21 a, b.** Esempio di errore di interpretazione di un esame neuroradiologico per scarsa competenza del radiologo generale, che scambia un'ischemia cerebrale in fase acuta per una meningo-encefalite! **a** Esame RM con sequenze pesate in T2 e in T1 dopo Gadolinio. **b** Referto

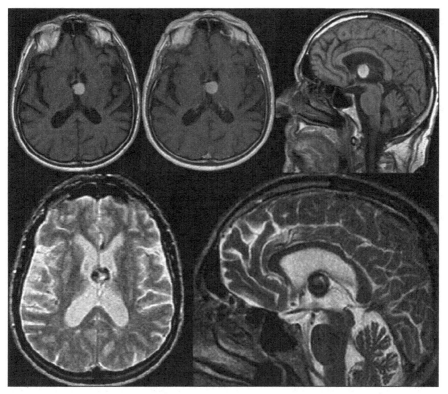

**Fig. 22.** Riscontro occasionale di cisti colloide del terzo ventricolo nel corso di uno studio RM della colonna cervicale richiesto per "cervico-brachialgia", completato da sequenze per l'encefalo pesate in T2 e in T1, prima e dopo iniezione ev di Gadolinio

MMG, che confessarono il loro disorientamento e la loro necessità di essere guidati dal referto, anche con la curiosità di vedere e capire.

Altro elemento controverso e dibattuto emerse dalla domanda: *"quale terminologia si desidera, libera o il più possibile uniformata e standardizzata?"*. I medici della NS non ritennero l'utilizzo di una terminologia libera un problema, probabilmente perché si considerano meno vincolati al referto e più sicuri della propria cultura: classico è l'esempio della patologia discale, ove i termini per descrivere qualsiasi tipo di salienza del disco vertebrale, da quella circonferenziale a quella focale o all'ernia, sono i più vari e i meno codificati (Fig. 23). I MMG, invece, auspicarono una terminologia meno libera e più uniforme – idealmente standardizzata – così da percepire maggiormente l'oggettività del reperto, che ancora una volta rassicura il medico curante sulla bontà dell'interpretazione diagnostica. Lo stesso esempio, prima citato, della patologia discale, sottoposto ai MMG, può ingenerare confusione: come in questo caso (Fig. 24), nel quale la discrepanza tra i referti di due esami di RM lombare riguardo l'interpretazione di una presunta patologia

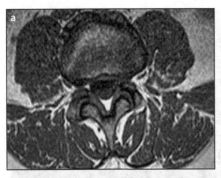
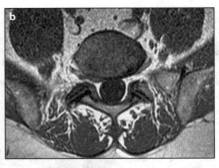
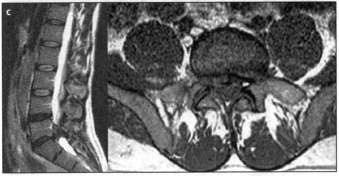

**Fig. 23 a-c.** La terminologia utilizzata dai radiologi per descrivere le alterazioni dei dischi intersomatici – debordanze, salienze, *bulging*, protrusioni, ernie – è spesso difforme e può talvolta comportare incomprensioni e fraintendimenti. Esami RM. **a** Lieve debordanza discale circonferenziale. **b** Piccola protrusione discale intraforaminale destra. **c** Grossolana ernia discale estrusa e migrata

---

**a**
*RM colonna lombare. (Radiologo A)*
*[...] Da L2 a S1 discopatia degenerativa con modesta debordanza posteriore mediana-paramediana dei dischi a tipo bulging anulus che accenna ad improntare il sacco durale, peraltro senza evidente "impegno" del canale laterale. In particolare, non si dimostrano segni di ernie discali. [...]*

**b**
*RM colonna lombare. (Radiologo B)*
*Rispetto all'esame precedente si osserva incremento volumetrico dell'ernia centrale L3-L4 e dell'ernia laterale sn L2-L3.*
*Per il resto il quadro è sostanzialmente invariato. [...]*

**Fig. 24 a, b.** Esercizio trascurato, non facile ma importante: saper leggere i referti precedenti. In una RM di controllo della colonna lombare, effettuata a distanza di alcuni mesi dal primo accertamento, il secondo refertatore attribuisce indirettamente al primo radiologo delle osservazioni che non ha fatto, con il rischio di creare confusione nel medico curante. **a** Referto del primo esame RM della colonna lombare. **b** Referto della RM di controllo (stesso caso)

discale, non avrebbe comunque provocato problemi al medico della NS, mentre ha costretto il MMG a chiedere lumi su chi avesse ragione, non potendolo decidere sulla base della propria competenza.

Allo stesso modo, alla domanda *"sono gradite la conclusione diagnostica e l'eventuale proposta di esami di completamento?"* la risposta fu diversa: gli specialisti delle NS le ritennero meno utili, in quanto l'esame diagnostico viene considerato un tassello – seppur importante – della diagnosi, comunque sempre demandata alla gestione clinica complessiva; i MMG al contrario ne sottolinearono l'utilità, con l'unica avvertenza che non diventino un vincolo, un obbligo, nella gestione clinica (Fig. 25).

Solo l'ultima domanda posta *"ritiene giusto che il radiologo non esegua l'esame richiesto, o non lo referti quando già fatto a sua insaputa, se sprovvisto del quesito clinico?"* trovò tutti d'accordo: sì, è giusto, perché il quesito clinico è indispensabile. Questa risposta deve essere considerata gratificante per il radiologo, perché in tal modo gli viene riconosciuta la stessa valenza clinica degli altri specialisti: sta poi a lui onorare la sua qualifica professionale, producendo un buon referto.

In sintesi, confrontando le risposte fornite nei due questionari, furono evidenti le differenti esigenze e preferenze dei prescrittori: la *chiarezza* e la *comprensione* per tutti; un *referto* il più possibile *esaustivo per i MMG*; un *referto da integrare con i dati clinici e meno vincolante sulla gestione complessiva per la NS*.

---

**a**
Accertamento pre-operatorio (settoplastica).
RX torace standard.
Opacità nodulare di circa 1,5 cm, priva di calcificazioni e a contorni lievemente irregolari, della base polmonare di sinistra.
Regolare il quadro pleuro-polmonare a destra.
Circolo polmonare normo-distribuito.
Immagine cardio-vascolare nei limiti dimensionali.
Opportuno approfondimento con TC per evidenziare eventuali reperti utili per una diagnosi di natura.

---

**b**
Angio-RM tronchi epiaortici.
Esame effettuato ad integrazione di precedente ECD per controllo di stenosi serrata della carotide interna destra.
[...] La segnalata stenosi del tratto iniziale della carotide interna destra non sembra significativa, in particolare non supera il 50-60% del calibro vascolare. [...]
Si consiglia comunque controllo con eco-color Doppler ad adeguata distanza di tempo.

**Fig. 25 a, b.** La proposta di esami di completamento va motivata razionalmente sul piano clinico, per non comunicare confusione ed incertezza ai propri interlocutori né per vincolare indebitamente i colleghi nella gestione clinica del paziente. **a** Esempio di una corretta proposta di approfondimento diagnostico. **b** Referto inconclusivo, con l'indicazione immotivata di un ulteriore esame diagnostico

Possiamo chiudere il capitolo riproponendo la questione riguardante il radiologo formato a "tutto campo" costretto a impegnarsi – perché deve gestire l'urgenza/emergenza ed anche la semplice elezione – in settori particolari, quali la neuroradiologia, di cui abbiamo parlato finora ampiamente: in questo campo è richiesta una cultura specifica, che nell'urgenza può limitarsi alla risoluzione di quesiti grossolani (Fig. 26), ma che nell'elezione necessita di una preparazione più approfondita, con un linguaggio tecnico ed una strutturazione del referto aperti all'integra-

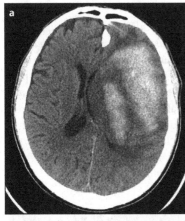

**Fig. 26 a, b.** Al radiologo generale è richiesta una cultura di base che gli consenta di fronteggiare le situazioni di routine e le urgenze/emergenze, come un ematoma intracranico (**a**) o un trauma vertebrale mielico (**b**)

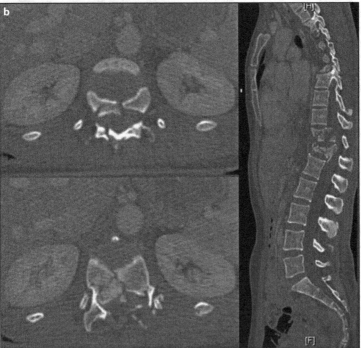

zione clinica (Fig. 27), più che in altri ambiti nei quali il radiologo generale è abitualmente coinvolto. Ma la stessa problematica, favorita dall'evoluzione dell'imaging, è presente anche in altri settori, come la cardioradiologia: per refertare una coronaro-TC, ad esempio, è necessario possedere una cultura specifica (Fig. 28).

Pertanto è auspicabile che in ogni Servizio ci siano dei radiologi "dedicati" a particolari campi diagnostici, se non si vuole correre il rischio di essere esautorati e sostituiti dagli specialisti di competenza.

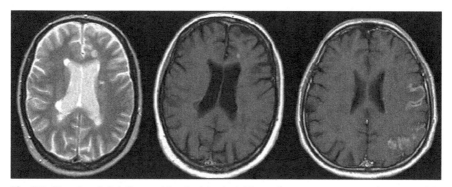

**Fig. 27.** Per alcuni tipi di esami in elezione è richiesta, invece, una preparazione settoriale più approfondita, come nell'ambito delle neuroscienze; sarebbe quindi auspicabile che in ogni Reparto di Radiologia ci fossero dei radiologi "dedicati" a particolari campi diagnostici. RM encefalica, immagini pesate in T2 e in T1 dopo Gadolinio: infezione da criptococco in AIDS

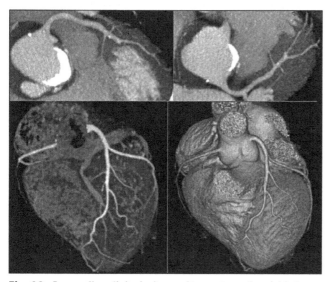

**Fig. 28.** La cardioradiologia è un altro settore che richiede una preparazione specifica approfondita, che necessita di studio, esperienza e confronto con i cardiologi. Coronaro-TC: ricostruzioni 2D e 3D

Capitolo 7

# Metodologia ragionata del referto

Un vecchio detto sostiene che "ciascuna persona ha la sua normalità", come a dire che ognuno di noi è diverso dall'altro, con una propria individualità.

Questo concetto ovvio serve a far capire che, se una certa standardizzazione nella stesura del referto è auspicata da tutti, prescrittori compresi, è bene tuttavia porsi qualche domanda sulla persona e sul suo stato di salute, in modo da adattare il referto al contesto clinico per il quale viene richiesto l'esame.

Per esempio, la persona sottoposta ad accertamento diagnostico è giovane, adulta o anziana? Si tratta di un utente che si sottopone ad un esame di prevenzione, oppure di un paziente ricoverato, ambulatoriale o proveniente da Pronto Soccorso? La persona è nota al sistema informatico del Servizio (RIS, Radiology Information System), per avere già effettuato esami analoghi o attinenti a quello richiesto? Oppure accede alla Struttura per la prima volta, in assoluto o per una nuova condizione clinica ancora da chiarire?

Vediamo allora nel dettaglio i singoli caratteri di età, provenienza e stato di salute.

## Età

La popolazione sta progressivamente invecchiando: si calcola che la quota di ultrasessantacinquenni in Italia salirà dal 17,7% attuale al 25,5% nel 2020. Tralasciando le stime americane, che vedrebbero nel 2030 la società composta da 1 anziano su 3 persone, si può dire che – dal punto di vista socio-economico – ci saranno in futuro sempre più persone a "carico" rispetto a quelle socialmente produttive. Queste stime lasciano prevedere un aumento globale degli esami *pro capite*, soprattutto per incremento degli accertamenti destinati alle persone anziane.

Anche se non è compito di questa trattazione approfondire l'argomento, viene tuttavia spontaneo chiedersi se la nostra Radiologia abbia davvero previsto questo *trend* e stia organizzandosi di conseguenza, sia sul piano scientifico (manca a tutt'oggi una Sezione specifica di studio sull'anziano) che economico-gestionale (attualmente non risulta che siano previsti dei validi piani di riconversione delle risorse tecnico-organizzative sulla base dell'andamento demografico).

F. Schiavon, R. Berletti, *La comunicazione radiologica. Dalle basi al referto multimediale.*
ISBN 978-88-470-1107-6. © Springer-Verlag Italia 2009

Dei riflessi dell'età geriatrica sulla refertazione parleremo fra poco. Ma la fascia anagrafica della persona è importante anche per un altro concetto: quello di *normalità*. Infatti non esiste un *target* di normalità valido per tutte le età e, dunque, per tutti i referti diagnostici negativi.

## Provenienza

Come si rapporta la persona che deve eseguire l'esame con il Servizio che lo espleterà? Si tratta, in altre parole, di una persona che vi accede per la prima volta, come può ad esempio accadere per una prestazione di Pronto Soccorso? Oppure è già nota al Servizio, ma esegue per la prima volta quel tipo di accertamento diagnostico? O, ancora, vi accede in pieno benessere, nell'ambito di un programma di prevenzione, come lo *screening* mammografico? Oppure si tratta di una persona degente, per la quale l'esame è stato richiesto dal medico ospedaliero? Tutte queste informazioni – in parte connesse al RIS ed in parte deducibili dalla richiesta clinica – sono importanti perché contribuiscono a dare "forma" al referto.

## Stato di salute

Come è stato già detto, la persona che accede al Servizio effettua l'esame perché sta male – cioè è un *paziente* – o perché si sottopone a prevenzione secondaria – cioè è un *utente*? Questa distinzione è importante per una serie di validi motivi: anzitutto perché le modalità comunicative – scritte e verbali – verso chi sta male e verso chi sta bene sono molto differenti; in secondo luogo perché gli esami di prevenzione sono sempre più numerosi, in relazione alla crescente domanda di salute del cittadino, con largo impiego di risorse umane ed economiche; infine perché il "potere" che il radiologo esercita sul paziente con il referto è molto diverso da quello sull'utente.

Questi spunti di riflessione forniscono al radiologo le basi per una corretta impostazione del referto.

Capitolo 8

# Principali tipologie di esami e di referti

Il capitolo precedente rende più comprensibile la fondamentale distinzione che ora faremo.

Si possono produrre referti per le seguenti tipologie di esami: a. "primo esame"; b. esame di "controllo"; c. esame di "integrazione". Inoltre, i referti possono riferirsi ad esami: d. "diagnostici"; e. di "prevenzione". Infine i referti possono essere compilati: f. per il bambino; g. per l'adulto; h. per l'anziano.

Analizzeremo specificatamente i primi tipi di referti. Degli altri faremo cenno nel corso della trattazione.

## Primo esame

Il paziente non è noto al RIS di quel Servizio oppure non ha mai eseguito quella tipologia di esame richiesto, quanto meno di recente, così che non è possibile fare un attendibile confronto con i precedenti: è il caso di una qualsiasi prestazione di Pronto Soccorso o di un esame radiografico del torace in un giovane che fino a quel momento non ha mai eseguito tale indagine.

Nei nostri Congressi e nella letteratura internazionale, in genere, quando si parla di refertazione si fa riferimento solo a questo tipo di referti – quasi fossero gli unici – trascurando tutti gli altri, alcuni dei quali sono decisamente più frequenti; forse perché i referti dei "primi esami" sono considerati più completi e didascalici. Referti di questo genere saranno redatti nel modo classico conosciuto: succinto, se si tratta di prestazioni di Pronto Soccorso o di urgenza/emergenza (Fig. 29a); più articolato, in relazione alla complessità del caso o della metodica utilizzata, dal banale esame radiografico osteo-articolare (Fig. 29b) a quello di RM (Fig. 29c) o di imaging integrato TC-PET.

## Esame di controllo o di confronto

Il paziente è noto al RIS di quel Servizio, perché ha già eseguito quel tipo di esame richiesto in un arco di tempo ragionevolmente utile per il confronto, oppure

F. Schiavon, R. Berletti, *La comunicazione radiologica. Dalle basi al referto multimediale.*
ISBN 978-88-470-1107-6. © Springer-Verlag Italia 2009

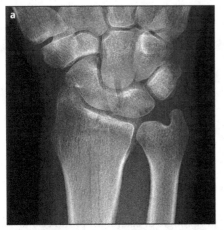

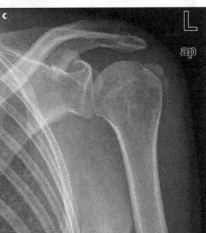

**RX polso dx.**
Da Pronto Soccorso per trauma.
Frattura composta dell'estremo distale del radio, a decorso longitudinale ed estesa alla superficie articolare. Regolari i rapporti articolari.

**RX spalla sx.**
Esame effettuato in elezione per "spalla dolorosa".
Non lesioni ossee a focolaio. Regolari i rapporti articolari. Grossolane calcificazioni delle parti molli a ridosso del trochite omerale, di pertinenza tendinea/bursale.

**RM colonna lombare.**
Esame richiesto per "lombalgia acuta refrattaria alle terapie" ed effettuato con sequenze pesate in T2 e in T1, prima e dopo somministrazione ev di Gadolinio. [...] Estesa e disomogenea alterazione di segnale del disco L4-L5 e delle limitanti somatiche affrontate, caratterizzata da iperintensità nelle sequenze T2-pesate e da ipointensità nella sequenza T1-pesata, con netta impregnazione dopo Gadolinio. [...]
Il quadro è suggestivo per spondilodiscite.

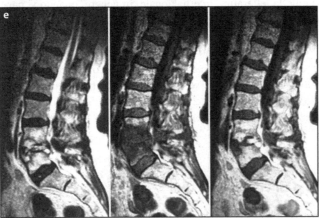

**Fig. 29 a-f.** Esempi di referti di "primo esame" in persone che afferiscono per la prima volta al Servizio oppure che effettuano un certo tipo di esame per una nuova condizione clinica. **a** Radiogramma del polso in proiezione antero-posteriore. **b** Relativo referto. **c** Radiogramma della spalla in proiezione antero-posteriore. **d** Relativo referto. **e** RM della colonna lombare: immagini sagittali pesate in T2 e in T1, prima e dopo somministrazione ev di Gadolinio. **f** Relativo referto

non è conosciuto ma proviene da un altro Servizio dove ha già eseguito lo stesso esame.

Nel primo caso, la disponibilità del materiale – iconografia e referto – è più immediata, specie oggi con la diffusione dei sistemi PACS.

Nel secondo caso, bisognerà aver cura di procurarsi non solo l'iconografia ma anche il referto del precedente esame, anche se è diffusa – sia tra i pazienti che tra gli operatori sanitari (dal personale del *front-office* ai medici richiedenti) – l'idea che servano solo le immagini (le famose *lastre*), e che il relativo referto sia del tutto opzionale e non necessario, quasi uno sfizio o una debolezza del refertante.

Come verrà sottolineato più avanti, il referto dell'esame di controllo implica una particolare sensibilità del medico radiologo, sia verso i professionisti che l'hanno preceduto – rispettandone il lavoro – sia verso se stesso – usando il giusto grado di umiltà. In entrambi i casi, comunque, il referto dovrà essere redatto sulla scorta del precedente: in forma molto sintetica, se il quadro è invariato (richiamando, peraltro, gli elementi qualificanti dell'esame, specie in ambito oncologico); in forma più estesa, invece, se si è modificato nel tempo, descrivendo e interpretando i nuovi reperti, omettendo quelli già noti, per i quali potrà bastare una formula del tipo "… per il resto, quadro radiologico invariato" (Fig. 30).

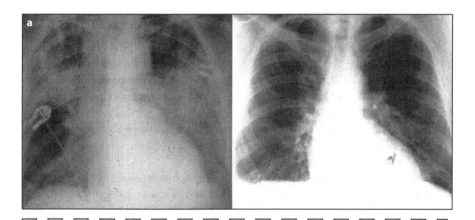

**b** *RX torace.*
*Controllo di scompenso cardiaco congestizio, eseguito in ortostatismo.*
*Rispetto a precedente effettuato a paziente supino, si osserva un notevole miglioramento del quadro radiologico per completo rischiaramento dei campi polmonari e riduzione dimensionale del cuore. Persiste accentuazione a carattere vascolare degli ili polmonari con velatura di entrambi i seni costo-frenici, in particolare a destra, per modesto versamento pleurico residuo.*
*Invariato il restante quadro.*

**Fig. 30 a, b.** Esempio di referto di esame di controllo, richiesto per valutare l'evoluzione di un quadro di scompenso cardiaco congestizio. **a** Radiogrammi del torace in proiezione frontale, effettuati a pochi giorni di distanza l'uno dall'altro. **b** Referto dell'esame di controllo

## Esame di integrazione

Viene richiesto dal radiologo stesso o dal clinico prescrittore nel caso in cui l'esame effettuato non sia stato ritenuto esaustivo ovvero abbia dimostrato reperti nuovi e non previsti, ma inevitabilmente incompleti: per esempio, una TC per caratterizzare una lesione polmonare riscontrata all'esame standard del torace (Fig. 31a).

Per redigere il giusto referto è più che mai utile disporre del materiale precedente, ma è altrettanto importante comprendere la problematica clinica e/o radiologica sospesa ed irrisolta, perché l'esame di integrazione dovrà cercare di essere conclusivo, pena l'inefficacia delle tecniche di diagnostica per immagini.

Il referto dovrà necessariamente rifarsi alle indagini precedenti – in particolare a quelle/a che hanno/ha richiesto l'integrazione – confermando gli elementi già accertati, ma soprattutto chiarendo quelli oscuri, nel rispetto della sequenzialità degli esami, e dovrà essere – come appena sottolineato – conclusivo (Fig. 31b).

Anche questa tipologia di referti implica, da parte del radiologo, una buona sensibilità personale e di "gruppo" (vedi più avanti).

## Esame di prevenzione

È quello che viene effettuato in persone che godono apparentemente di buona salute, in genere nell'ambito dei programmi di *screening* (come per i tumori del seno, del colon, del polmone). Questi esami necessitano di un tipo di comunicazione diverso dai precedenti, tanto nella forma verbale quanto in quella scritta: infatti, al contrario delle altre, la comunicazione è diretta *in primis* all'*utente*, cioè alla persona apparentemente sana. Questo fa sì che il rapporto non sia quello di dipendenza del paziente – debole e sofferente – verso lo specialista, ma di uguaglianza – sul piano fisico e mentale – tra utente e "consulente" medico.

Le due caratteristiche essenziali di questa comunicazione – le esigenze dell'utente ed il "potere" del radiologo – saranno discusse ed approfondite nel prossimo capitolo.

Il referto sarà molto più schematico e semplice che nelle altre tipologie di esame, con eventuale uso esteso di frasi memorizzate o di referti pre-impostati: nella maggioranza degli esami, assenza di malattia e rinvio al successivo richiamo (Fig. 32a); in casi fortunatamente limitati, rilievo dei segni di malattia ed immediata attivazione delle procedure previste (Fig. 32b), oppure riscontro di quadri da approfondire e ricorso ad esami di secondo livello (Fig. 32c).

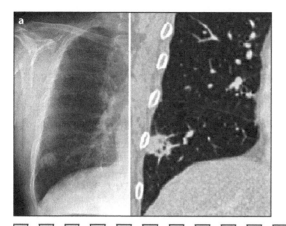

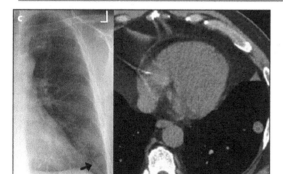

TC torace senza e con mdc.
Studio eseguito ad integrazione di precedente esame radiografico per caratterizzazione di lesione nodulare polmonare.
[...] La lesione polmonare presenta minute pseudo-cavitazioni e margini spiculati, con assenza di un piano di clivaggio rispetto alla limitante pleurica. [...]
Il pattern è suggestivo per lesione neoproliferativa.

TC torace senza e con mdc.
Studio TC effettuato ad integrazione di precedente esame radiografico del torace per riscontro occasionale di nodulo polmonare in paziente in attesa di intervento di ernioplastica.
[...] La formazione nodulare presenta valori di densità bassi, simil-adiposi, senza impregnazione dopo mdc. Tale reperto orienta per lesione benigna tipo amartoma.

**Fig. 31 a-d.** Esempi di referti di esami di integrazione. **a** Caratterizzazione di nodulo polmonare solitario sospetto (carcinoma bronchiolo-alveolare): particolare del radiogramma del torace e relativa immagine della TC di integrazione. **b** Referto dell'esame TC di integrazione. **c** Riscontro occasionale di nodulo polmonare in un esame radiografico del torace effettuato in previsione di intervento chirurgico (*freccia*) e relativa immagine della TC di integrazione (amartoma). **d** Referto dell'esame TC di integrazione

**a**
*Mammografia bilaterale.*
*Non sono state rilevate alterazioni sospette per la presenza di tumore. Prossimo controllo tra 2 anni.*

**b**
*Mammografia bilaterale.*
*Lesione solida a margini spiculati delle dimensioni di circa 3 cm al quadrante supero-esterno della mammella destra, suggestiva per eteroplasia e che richiede attivazione della procedura chirurgica.*

**c**
*Mammografia bilaterale (controllo).*
*Rispetto a precedente si apprezza la comparsa di microcalcificazioni intraduttali a "stampo" in un'area estesa per circa 20x13 mm tra i quadranti inferiori della mammella destra. Invariati i restanti reperti.*
*Il quadro richiede approfondimento istologico con procedura Mammotome.*

**Fig. 32 a-c.** Esempi di referti di esami mammografici di screening. **a** Referto negativo. **b** Referto che consiglia il ricorso all'intervento chirurgico. **c** Referto in cui si richiede l'attivazione di una procedura di 2° livello

# Capitolo 9

# Tipologie di referti: il razionale

La suddivisione degli esami, e dei relativi referti, in base al rapporto del paziente con il RIS è connessa all'anamnesi radiologica della persona ed è uno degli elementi fondanti della radiologia clinica.

Ogni tipo di esame e la conseguente specifica modalità di impostazione del referto hanno un *razionale* ben preciso. Vediamolo.

## Primo esame

Lo schema refertativo può essere quello riportato in Tabella 1 e in Figura 33.

## *Indicazione clinica*

Ne abbiamo già parlato specificamente, rivendicandone l'importanza e l'esigenza da parte del radiologo di averla disponibile. Citarla nel referto è opportuno per alcuni validi motivi: si stimola il prescrittore ad inserirla nella richiesta d'esame, coinvolgendolo direttamente nel processo refertativo; si induce il prescrittore a migliorare la qualità complessiva della sue richieste, attraverso una "presa d'atto" di quello che ha scritto o avrebbe potuto scrivere; si modulano i successivi passaggi del referto su di essa, favorendo il nesso logico, la sequenzialità e il giusto equilibrio tra le sue varie parti. Sono esperienza comune le

**Tabella 1.** Schema refertativo di un primo esame

| Primo esame |
| --- |
| Indicazione clinica |
| Modalità tecniche di esecuzione |
| Descrizione dei reperti |
| Conclusioni diagnostiche |
| Eventuali raccomandazioni finali |

F. Schiavon, R. Berletti, *La comunicazione radiologica. Dalle basi al referto multimediale.*
ISBN 978-88-470-1107-6. © Springer-Verlag Italia 2009

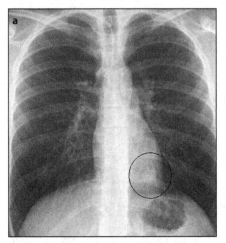

*RX torace*
*Accertamento pre-operatorio (setto-plastica), effettuato nelle 2 proiezioni ortogonali in ortostatismo.*
*Opacità nodulare di circa 1,5 cm, priva di calcificazioni e a contorni lievemente irregolari, della base polmonare di sinistra (cerchio). Regolare il quadro pleuro-polmonare a destra. Immagine cardio-vasale in sede, nei limiti dimensionali.*
*Si consiglia completamento con TC per evidenziare eventuali reperti utili per una diagnosi di natura.*

**Fig. 33 a, b.** Schema refertativo di un primo esame: indicazione clinica; tecnica di esecuzione; descrizione dei reperti; osservazioni finali ed eventuale suggerimento motivato di prosecuzione dell'iter diagnostico. **a** Radiografia del torace in proiezione postero-anteriore. **b** Referto

lamentele dei medici prescrittori – specialisti e MMG – di non riuscire a comunicare con noi radiologi o perché le linee telefoniche non sono mai libere o perché siamo troppo impegnati, come pure le nostre lamentele verso i clinici per la difficoltà di confrontarsi e discutere insieme dei casi più delicati, e la lamentela dei MMG di essersi ridotti al ruolo di passa-carte delle prescrizioni e delle richieste fatte dagli specialisti. Quale migliore occasione, allora, da parte nostra di coinvolgere effettivamente il prescrittore nel processo diagnostico? È un po' come un tema scolastico dei vecchi tempi: il prescrittore fornisce il titolo, l'argomento; il radiologo lo svolge di conseguenza; la correzione – quando serve – può essere fatta da entrambi assieme. In tal modo, tra l'altro, si assegnano obblighi professionali e deontologici anche al prescrittore, al quale sarà più facile far condividere il nostro sconforto davanti a richieste quali quelle riportate nelle Figure 20 e 34, realmente pervenuteci (ma non pensiamo di essere gli unici!). Nella nostra esperienza, dopo aver iniziato ad inserire sistematicamente l'indicazione clinica come esordio del referto, abbiamo notato che le richieste d'esame senza alcun riferimento clinico sono praticamente scomparse e la loro qualità è decisamente migliorata.

**a**
Si richiede ecografia della gamba destra per gonfiore e algie di ndd: trombosi venosa? Raccolte? Altro?

**b**
Si richiede ecografia addome completo per dolori al fianco destro. Colecistite? Colica renale? Appendicopatia?

**Fig. 34 a, b.** La richiesta clinica va citata nel referto per diversi motivi: essa costituisce la "giustificazione" all'esame ed orienta le scelte tecnico-metodologiche di studio; su di essa si modulano la descrizione dei reperti e le osservazioni finali, favorendo il nesso logico di tutto il referto; attraverso la sua citazione si coinvolge direttamente il prescrittore nel processo diagnostico. **a, b** Esempi di quesiti clinici incongrui: il riportarli nel referto può far migliorare al prescrittore la qualità delle sue richieste, attraverso una "presa d'atto" di quello che ha o non ha scritto

## Tecnica di esecuzione

Andrebbe riportata solo negli esami che prevedono la scelta tra differenti modalità tecniche di esecuzione. Naturalmente, il buon senso impone che sia riportata in modo sintetico e sufficientemente chiaro per il non-radiologo: ad esempio, la descrizione di certe tecniche di un esame di RM (Fig. 35) non solo è inutile e priva di contenuti, ma è un esercizio di stile fine a sé stesso. Descrivendo la tecnica di esecuzione attuata, il radiologo dimostra di aver scelto il protocollo di studio più appropriato per le esigenze di quel caso: è questo il concetto cardine della *radiologia clinica*: come nel caso della caratterizzazione di un nodulo polmonare solitario con *contrast enhancement* (Fig. 36a, b) oppure dello studio dell'architettura polmonare con TC ad alta risoluzione (Fig. 36c, d).

RM encefalo.
Esame richiesto per cefalea cronica ed eseguito con sequenze assiali SE pesate in T1 e FSE pesate in DP e in T2, coronali FLAIR, sagittali SE pesate in T1, TOF 2D assiali ed SE assiali pesate in T1 dopo iniezione di Gadolinio. [...]

**Fig. 35.** La tecnica di esecuzione andrebbe riportata nel referto degli esami che prevedono differenti modalità di esecuzione, per indicare il protocollo di studio scelto per il quesito clinico. È bene comunque non eccedere in una descrizione specialistica dettagliata, che non sarebbe compresa dall'interlocutore: esempio di descrizione eccessivamente tecnica di esame RM

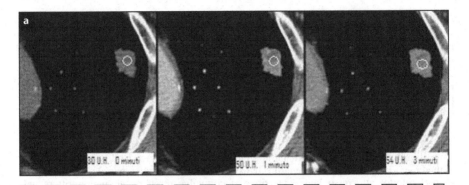

TC torace senza e con mdc.
Indagine effettuata prima e dopo iniezione ev di mdc, con tecnica contrastografica dinamica e collimazione sottile, per lo studio di lesione nodulare polmonare.
[...] La lesione segnalata presenta intensa impregnazione, con differenza tra densità basale e densità media massima dopo contrasto pari a circa 25 U.H. Il comportamento contrastografico è sospetto per lesione evolutiva.

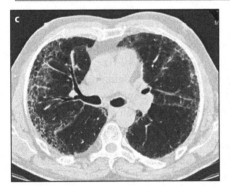

TC torace.
Esame effettuato con tecnica ad alta risoluzione per studio di interstiziopatia.
[...] Irregolare ispessimento dell'interstizio periferico del terzo medio e inferiore dei campi polmonari, specie a destra, con aspetti ad "alveare". Il quadro orienta per fibrosi polmonare.

**Fig. 36 a-d.** La scelta del protocollo di studio sulla base del quesito clinico è uno dei concetti cardine della radiologia clinica: segnalarlo sinteticamente nel referto è un elemento qualificante dell'esame radiologico. **a** Studio TC contrastografico dinamico per la caratterizzazione di una formazione nodulare polmonare (adenocarcinoma). **b** Relativo referto. **c** Studio TC "ad alta risoluzione" per fibrosi polmonare. **d** Relativo referto

## Descrizione dei reperti

È opportuno descrivere i reperti diagnostici in ordine di importanza, seguendo una gerarchia clinica, dai più rilevanti fino a quelli di accompagnamento, incidentali o comunque di minor significato. Tale scala di priorità può dipendere dal quesito clinico – ad esempio, se l'esame viene richiesto per controllare il corretto posizionamento di un catetere venoso centrale (CVC), bisognerà prima descrivere la sede del catetere e le eventuali complicanze, e poi tutto il resto (Fig. 37a) – o dai reperti riscontrati indipendentemente dal quesito stesso, evenienza piuttosto frequente con

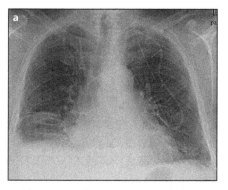
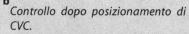

b Controllo dopo posizionamento di CVC.
RX torace (proiezione postero-anteriore).
Il catetere venoso centrale introdotto per via trans-succlavia sinistra risulta mal posizionato, proiettando il suo estremo distale contro la vena anonima destra dopo aver descritto un "loop" in cava superiore. [...]

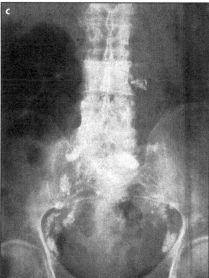

d Esegue per lombalgia post-traumatica.
RX colonna lombare.
Estesa alterazione osteostrutturale a carattere addensante di L3, L4, L5 e S1, di sospetta natura secondaria. [...]

**Fig. 37 a-d.** La descrizione dei reperti deve rispettare una gerarchia clinica, che faccia riferimento al quesito diagnostico oppure all'importanza dei reperti riscontrati. **a** Radiogramma del torace in proiezione frontale per controllo di CVC. **b** Relativo referto. **c** Radiogramma del rachide lombare (proiezione frontale) richiesto per trauma: metastasi vertebrali da cancro prostatico. **d** Relativo referto

le moderne tecniche di imaging – ad esempio, in un esame del rachide lombare richiesto per trauma, una disostosi addensante può indirizzare la diagnosi verso una patologia neoplastica fino a quel momento misconosciuta (Fig. 37c). Va da sé che il buon senso clinico dovrebbe sempre guidare il modo di agire del radiologo: ad esempio, in un politraumatizzato grave con fratture vertebrali multiple o ematoma mediastinico si dovranno accertare subito le condizioni del midollo (Fig. 38a) e l'integrità dell'aorta e dei grossi vasi (Fig. 38c), tralasciando il resto, che altrimenti determinerebbe gravi ritardi e porterebbe elementi di confondimento per il clinico, perché in questi casi la sintesi ed il fattore tempo sono determinanti per il paziente.

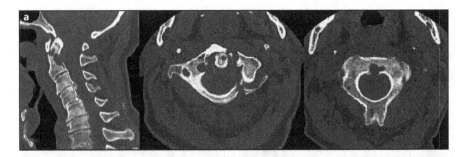

**b**
*Esame richiesto per trauma da precipitazione.*
*TC colonna cervicale.*
*Frattura in 2 punti di C1 (anello anteriore e posteriore a sinistra con distacco della massa laterale) e frattura dell'apofisi odontoide di C2 a decorso trasverso-obliquo con estensione al corpo vertebrale. Lieve spostamento con inclinazione del dente dell'epistrofeo rispetto al corpo sul piano sagittale. Non frammenti ossei endocanalari. Conservata l'ampiezza dello speco vertebrale. [...]*

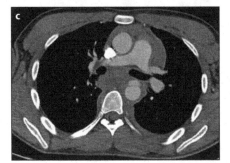

**d**
*Politrauma.*
*TC toraco-addominale senza e con mdc.*
*Ematoma mediastinico con pseudoaneurisma dell'aorta toracica all'istmo, come per rottura della stessa, senza segni di stravaso attivo del mezzo di contrasto. [...]*

**Fig. 38 a-d.** Nel referto delle urgenze/emergenze bisogna focalizzare le principali lesioni con le complicanze associate, comunicando immediatamente con i colleghi invianti nei casi più drammatici e pericolosi per il paziente. **a** TC del rachide cervicale per trauma: frattura di C1 – C2 senza complicanze mieliche. **b** Relativo referto. **c** TC del torace per trauma: rottura dell'aorta toracica all'istmo. **d** Relativo referto

## Conclusione diagnostica

Esprime sinteticamente il parere del radiologo. Va sottolineato che si tratta di un *parere*, di un'ipotesi diagnostica, e non di una certezza matematica. La diagnosi, infatti, va considerata come un "mosaico" composto dal clinico che ha in carico il paziente. Già ne avevamo accennato prima, ma lo ribadiamo ora: il clinico gradisce avere un risultato diagnostico sì completo ed efficace, ma altrettanto non troppo vincolante, in modo da poter essere libero di arrivare alla diagnosi sulla base di tutti i dati disponibili. Ciò non toglie che la conclusione del radiologo non dovrebbe essere troppo vaga: così, se ragionevolmente sicura, va espressa senza ambiguità

(Fig. 39a, b); in caso contrario, va evitato l'abuso di ipotesi diagnostiche - non più di due; già tre sono troppe - per non trasmettere un senso di insicurezza, che sarebbe sgradito al prescrittore, così come andrebbe eliminato l'uso di formule difensive, assolutamente sterili e inefficaci (Fig. 39c, d).

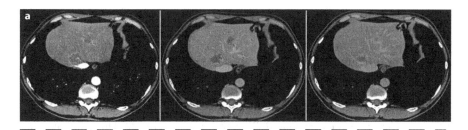

b TC epatica.
*Indagine effettuata con tecnica contrastografica multifasica per lo studio di lesioni epatiche di ndd. [...] Le lesioni presentano progressiva impregnazione centripeta globulare con tendenza all'iperdensità in fase tardiva. Il comportamento contrastografico suggerisce la natura angiomatosa delle stesse.*

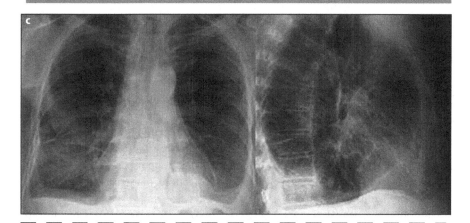

d Esame richiesto per dolore toracico.
*RX torace standard.*
*Opacità emisferica postero-basale sinistra di circa 5 cm con versamento pleurico bilaterale di lieve entità. [...] La massa segnalata risulta di non univoca interpretazione (Addensamento polmonare? Lesione eteroplastica? Ernia?) e richiede correlazione clinico-laboratoristica, anche per proseguimento dell'iter diagnostico.*

**Fig. 39 a-d.** Nelle osservazioni finali, la conclusione diagnostica va espressa senza ambiguità, se ragionevolmente sicura. In caso contrario, è bene evitare formule inutilmente dubitative oppure l'eccesso di ipotesi diagnostiche. **a** TC epatica: angiomi epatici. **b** Relativo referto con conclusione chiara e sintetica. **c** Radiogramma del torace standard: atelettasia rotonda. **d** Relativo referto eccessivamente dubitativo

## *Eventuali raccomandazioni finali*

Il suggerimento di ulteriori esami deve essere formulato solo se ritenuto necessario, sulla base di una corretta motivazione clinica e/o di un onesto bilancio diagnostico. Infatti, la prosecuzione dell'iter diagnostico deve sempre essere intesa come una necessità di chiarire il quadro clinico, di fornire cioè la giusta risposta al quesito del prescrittore, nell'interesse del paziente, e non come un *escamotage* per demandare ad altri la soluzione che non si è in grado di fornire, un modo di sfuggire alle proprie responsabilità di professionista. Così, in un caso come quello riportato in Figura 40a, b, non vi sarebbe la necessità di ricorrere ad ulteriori esami, mentre risulta evidente la mancanza di coraggio da parte del radiologo di formulare la diagnosi, pur avendo tutti gli elementi per farlo. Invece, nel caso riportato in Figura 40c, d, la prosecuzione dell'iter è logica e scontata. Un radiologo che richiede troppo spesso ulteriori accertamenti, abusando di questa sua facoltà, corre il rischio di trasmettere solo confusione ed incertezza, sgradite al prescrittore; tant'è che, al ripetersi di simili episodi, può restare inascoltato, semplicemente perché il prescrittore non gli crede più o perché consulta un altro radiologo. Senza contare il fatto che, con questo vizio, il radiologo stesso rischia di diventare uno dei più accaniti prescrittori di esami.

## Esame di controllo o confronto

Lo schema refertativo può essere quello riportato in Tabella 2.

Il confronto non dovrebbe limitarsi all'ultimo precedente, ma tenere conto dell'intera serie di esami eseguiti per quella condizione patologica: è il caso, molto frequente e spesso rimproveratoci, degli esami del torace fatti con cadenza quotidiana al letto del paziente, per i quali il referto recita troppo spesso "quadro radiologico invariato", probabilmente per la pigrizia del lettore, ma senza corrispondenza con la reale evoluzione clinica.

Naturalmente, per effettuare un vero confronto, è necessario disporre non solo della documentazione iconografica ma anche dei relativi referti, in modo da comprendere l'interpretazione data dai colleghi precedenti, non dimenticando che il referto è sempre un atto soggettivo del singolo professionista, e quindi del tutto personale. Questo è importante anche per una corretta deontologia verso i colleghi.

Per esempio, nel caso riportato in Figura 41a, b, il confronto è del tutto corretto ed efficace; mentre può essere confuso ed improprio nei casi in cui il secondo lettore non interpreti correttamente il referto del primo (Fig. 41c) oppure non ne tenga minimamente conto (Fig. 41d).

In questo discorso entrano in gioco anche gli atteggiamenti psicologici dei refertatori, come vedremo nel prossimo capitolo.

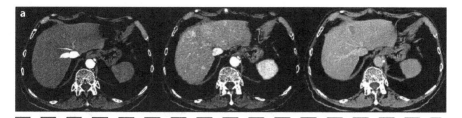

**b** *TC addome superiore senza e con mdc.*
*[...] Le lesioni presentano impregnazione precoce in fase arteriosa con successiva tendenza all'ipodensità rispetto al parenchima circostante. [...]*
*Le alterazioni segnalate sono di sospetta natura evolutiva e consigliano completamento con RM per una migliore caratterizzazione.*

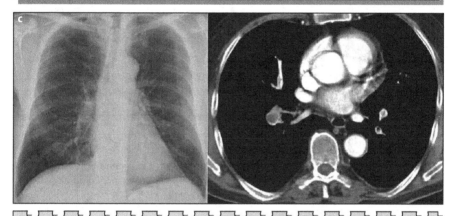

**d** *RX torace.*
*Esame richiesto per dispnea in recente intervento di posizionamento di artroprotesi d'anca destra. Non evidenti lesioni polmonari a focolaio. Basi libere. Immagine cardiovascolare nei limiti dimensionali.*
*A giudizio clinico, approfondimento diagnostico con Angio-TC polmonare, onde escludere un quadro di embolia polmonare.*

**Fig. 40 a-d.** Il suggerimento di prosecuzione dell'iter diagnostico deve essere fatto sulla base di una corretta motivazione clinica e di un onesto bilancio diagnostico. **a** TC addome superiore in epatopatia cronica: HCC multifocale. **b** Referto "rinunciatario", che non fornisce una risposta conclusiva ed allunga inutilmente il percorso diagnostico. **c** Radiogramma del torace in proiezione postero-anteriore e relativa Angio-TC polmonare: embolia polmonare. **d** Referto dell'esame radiografico del torace, che consiglia opportunamente l'approfondimento TC

**Tabella 2.** Schema refertativo di un esame di controllo

| Esame "di controllo" | |
| --- | --- |
| Quadro invariato | Quadro modificato |
| Si segnalano solo gli elementi essenziali del confronto | Si mettono in evidenza le modificazioni del quadro noto |
| | Si confermano i reperti invariati |

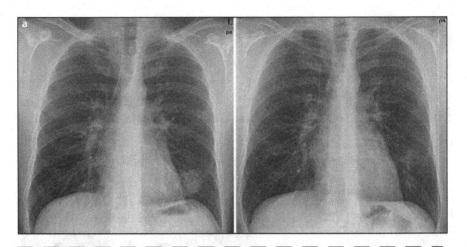

**b** *RX torace.*
*Esame di controllo a 30 giorni.*
*Rispetto al precedente si osserva il pressoché completo rischiaramento dell'addensamento parenchimale segnalato in sede basale sinistra. Invariati i restanti reperti: in particolare non segni di versamento pleurico.*

**c** *Ecografia tiroidea. (Radiologo A)*
*Tiroide nei limiti per dimensioni e forma, con nodulo ipo-isoecogeno omogeneo a destra del diametro massimo di circa 2,3 cm. Alcune minute lacune colloido-cistiche sparse in entrambi i lobi. Non linfoadenopatie loco-regionali. [...]*

*Ecografia tiroidea. (Radiologo B)*
*Persistono sostanzialmente invariate le multiple nodulazioni segnalate a carico di entrambi i lobi tiroidei, la maggiore delle quali a destra di circa 2,5 cm. [...]*

**d** *RM colonna cervicale. (Radiologo A)*
*Conservata la lordosi fisiologica.*
*Alterazioni artrosiche con appuntimenti osteofitosici anteriori e posteriori in C5-C6-C7. I relativi dischi intersomatici risultano ridotti di spessore e presentano debordanza circonferenziale. Tali alterazioni riducono settorialmente il calibro del canale spinale, con lievi impronte sul midollo spinale.*
*Non alterazioni della morfologia né dell'intensità di segnale del midollo spinale.*

*RM colonna cervicale. (Radiologo B)*
*Tendenza alla rettilineizzazione della fisiologica lordosi.*
*Protrusione posteriore ad ampio raggio dei dischi intersomatici C5-C6 e, in misura minore, C6-C7. Minimo bulging anche del disco C4-C5.*
*Si associano segni di spondiloartrosi e di artrosi interapofisaria con effetto "pinza" sul midollo in detto tratto.*
*Non evidenti alterazioni focali del segnale midollare.*

◄ **Fig. 41 a-d.** Nell'esame di confronto bisogna disporre non solo della documentazione iconografica precedente ma anche dei relativi referti, in modo da comprendere l'inquadramento diagnostico che è stato dato dai colleghi che hanno avuto in carico il paziente. **a** Radiogrammi del torace in proiezione frontale, eseguiti nello stesso paziente a distanza di circa un mese l'uno dall'altro per il controllo di un focolaio di broncopolmonite. **b** Referto dell'esame di controllo a 30 giorni. **c** Esempio di confronto scorretto ed inefficace: nell'esame ecografico di controllo della tiroide il secondo refertatore dà una differente descrizione dei reperti segnalati dal precedente radiologo, con il rischio di generare confusione e difficoltà interpretative. **d** Esempio di assente confronto tra due esami effettuati per la stessa condizione clinica: referto di esame RM della colonna cervicale e referto del successivo esame di controllo, in cui il radiologo non tiene conto del precedente e lo referta come se fosse il primo

## Esami di integrazione

Lo schema refertativo può essere quello riportato in Tabella 3.

Essendo la conseguenza di un esame precedente, che ha lasciato dei dubbi irrisolti, il referto dovrà essere conclusivo o proporre una strategia operativa, se non si vuole dimostrare scarsa efficienza e mediocrità diagnostica: in altre parole, non sono ammesse ulteriori deroghe.

Così, nel caso riportato in Figura 42a, b l'iter è corretto perché l'integrazione diagnostica è necessaria e la conseguente interpretazione conclusiva; mentre per quello in Figura 42c, d, l'iter è inconcludente e scorretto, perché non chiude il cerchio e rimanda ad un ulteriore esame (referto, per così dire, "ping-pong").

È sicuramente opportuno citare la tecnica di esecuzione – sempre in termini accessibili al clinico non radiologo – a dimostrazione dello sforzo fatto per risolvere al meglio il quesito, secondo i dettami della *radiologia clinica*; anche perché, in genere, un esame di "integrazione" è più complesso di quello che l'ha reso necessario e le opzioni possono essere molteplici.

Dovendo focalizzare il dubbio diagnostico, in modo tale da risolverlo, l'elemento essenziale diventa il *dialogo* con il clinico e/o tra radiologi: bisogna cercarlo a tutti i costi, senza fermarsi alle prime inevitabili difficoltà (mancanza di tempo, telefono occupato, ecc.), che sanno più di scusanti per evitare il confronto e che rendono evidente la scarsa propensione alla comunicazione e al lavoro di gruppo, come spiegheremo più avanti.

**Tabella 3.** Schema refertativo di un esame di integrazione

| Esame di "integrazione" |
| --- |
| Rispettare la sequenzialità degli esami |
| Focalizzare le problematiche diagnostiche irrisolte |
| Giungere ad una conclusione diagnostica o proporre una strategia operativa |

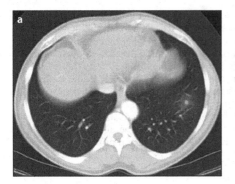

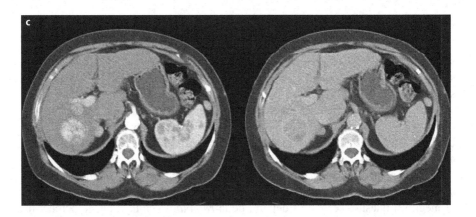

*RX torace standard. (Radiologo A)*
*Controllo pre-operatorio.*
*In sede basale sinistra si osserva nodu-*
*lo di circa 1 cm, di difficile caratterizza-*
*zione, che richiede confronto con even-*
*tuali precedenti o controllo TC. [...]*

*TC torace. (Radiologo B)*
*[...] La lesione nodulare è circondata*
*da alone di tenue ipodiafania a "vetro*
*smerigliato". [...] Il reperto è sospetto*
*per lesione evolutiva e richiede consu-*
*lenza bronco-pneumologica.*

*Ecografia epatica. (Radiologo A)*
*Controllo in epatite cronica HCV-correlata.*
*[...] In settimo segmento si osserva alterazione focale tenuemente ipoecogena di circa*
*3,5 cm, che richiede inquadramento clinico-laboratoristico ed approfondimento TC.*

*TC epatica. (Radiologo B)*
*Lo studio evidenzia 3 lesioni. [...] Le lesioni presentano disomogenea impregnazione*
*in fase arteriosa e diventano progressivamente ipodense nelle fasi successive. Le*
*caratteristiche tomo-densitometriche sono sospette per lesioni eteroplastiche e si*
*consiglia approfondimento con RM per una migliore caratterizzazione.*

**Fig. 42 a-d.** L'esame di integrazione viene richiesto per approfondire il quadro clinico e chiarire dubbi diagnostici ancora non risolti. Il referto, quindi, deve focalizzare l'attenzione sulle problematiche rimaste in sospeso, cercando di essere conclusivo laddove possibile. **a** TC del torace: carcinoma bronchiolo-alveolare. **b** Referti del primo esame radiografico del torace e della relativa TC di integrazione, che risulta conclusiva. **c** TC dell'addome superiore: HCC in epatite cronica. **d** Referti della prima ecografia e della relativa TC di integrazione, in cui si consiglia inutilmente un ulteriore esame RM di approfondimento

## Esame di prevenzione

Il referto ha una struttura più semplice, implicando come figura centrale l'utente, al quale viene data una risposta secca per un esame che si configura più che altro come un vero e proprio *test*.

In questo caso, l'eventuale carenza comunicativa non coinvolge solo il radiologo ma anche il *front-office*, che deve adeguare la propria professionalità nel comprendere l'ansia del cittadino, nel fornire le giuste spiegazioni e nell'usare le parole più opportune. Tutto questo perchè l'utente è uno di noi: sta bene, è in genere bene informato e non ammette disguidi o mediocrità.

# Capitolo 10
# Referto e psicologia

L'assunto di base potrebbe essere il seguente: *le immagini diagnostiche non sono fallibili*, a meno che si ritenga paradossalmente di non credere alle macchine che le producono, mentre lo è *l'interpretazione* che di esse dà il professionista, per definizione *soggettiva*. In pratica, si tratta dello stesso assunto che spiega gli errori di refertazione, come diremo più avanti.

Come a dire che tutto quello che è sotto il governo umano è soggetto alle più diverse variabili, che possono influenzare comportamenti inadeguati e produrre errori, facilmente evitabili con il cosiddetto "senno di poi", ma prevedibili anche a monte, se opportunamente studiati ed inquadrati.

Naturalmente, tanto tra gli errori quanto tra i comportamenti sbagliati, ci sono delle "variabili" che possono essere facilmente eliminate ed altre che – per quanti sforzi si compiano – non lo sono mai del tutto.

Un altro assunto è che *il referto, portando la firma di chi lo ha prodotto*, che se ne assume tutte le responsabilità, *in qualche modo lo rappresenta e ne delinea la personalità*.

Nel *primo esame*, quando cioè il referto viene redatto per esteso, il radiologo esprime la sua professionalità, insieme al suo profilo psicologico, cercando di interpretare al meglio le immagini dell'esame prodotto in base alla richiesta clinica che gli è stata data. In questo caso, il giusto atteggiamento si manifesta nel rispetto verso il medico prescrittore e verso il paziente: nel primo caso, attivando tutti i mezzi comunicativi più efficaci, se ritenuti necessari, ed evitando di commentare – tanto meno per iscritto – l'impostazione diagnostica o l'inquadramento clinico per i quali l'esame viene richiesto (Fig. 43a); nel secondo, usando le parole più opportune, tanto nel referto quanto nell'eventuale spiegazione verbale, per tutelare la dignità del paziente (Fig. 43b), ovvero non eccedendo nell'autocompiacimento per le proprie abilità diagnostiche (Fig. 43c).

In sostanza, si tratta di una psicologia comportamentale che si identifica con la sensibilità: la professionalità si compone anche di questo.

Nell'*esame di controllo e di integrazione*, che da questo punto di vista possono essere accomunati, la psicologia deve tenere conto non solo dell'atteggiamento e della predisposizione del radiologo refertante, ma anche degli aspetti relazionali del gruppo, con tutte le dinamiche che possono scaturirne.

F. Schiavon, R. Berletti, *La comunicazione radiologica. Dalle basi al referto multimediale.*
ISBN 978-88-470-1107-6. © Springer-Verlag Italia 2009

**a**
*Esame richiesto da Pronto Soccorso per "algie in fossa iliaca destra – appendicopatia?".*
*Ecografia addome superiore.*
*Non si osservano segni di appendicopatia in esiti di appendicectomia. [...]*

**b**
*Da Pronto Soccorso per epigastralgia, dispepsia, senso di gonfiore addominale.*
*Ecografia addome completo.*
*Esame non diagnostico per l'obesità del paziente: si possono soltanto escludere [...].*

**c**
*RX torace.*
*Controllo.*
*Rispetto al precedente non si osservano lesioni polmonari focali. In particolare la dubbia formazione nodulare segnalata a sinistra risulta riferibile all'ipertrofia dell'articolazione condro-sternale dell'ottava costa, come era chiaramente evidenziabile nella proiezione laterale. [...]*

**Fig. 43 a-c.** Dal referto può trasparire il profilo psicologico del radiologo: esempi di referti di primo esame, da cui emergono aspetti relazionali conflittuali o poco graditi verso i prescrittori (**a**), i pazienti (**b**) ed i colleghi in generale (**c**)

Come prima cosa, il rispetto e la sensibilità non possono limitarsi al paziente ed al medico prescrittore, ma devono estendersi anche ai radiologi che hanno refertato gli esami precedenti e che magari hanno richiesto quell'esame di integrazione per insicurezza o hanno misconosciuto un reperto clinicamente sospetto: i dubbi, le incertezze e gli errori fanno parte della debolezza umana, che è propria di ciascuno di noi.

Gli interessi dei pazienti sono, ovviamente, i primi a dover essere tutelati: perciò, davanti ad un referto precedente incerto o errato, si rende subito necessaria una chiara inversione di rotta. Questa operazione va però effettuata con le parole giuste, magari inserendo una frase del tipo "al controllo attuale, con le proiezioni mirate eseguite…" (Fig. 44a, b), per non sconfessare – se possibile – il collega (Fig. 44c, d). Infatti, in molti casi è possibile tutelare il paziente senza colpire direttamente il collega: *"est modus in rebus"*.

Le logiche di gruppo sono complesse e dominate da vari sentimenti, spesso contrastanti tra loro: positivi – quali la stima, la simpatia, l'amicizia, la solidarietà – e negativi – diametralmente opposti ai primi.

In un Reparto, tante volte, si è costretti a convivere con persone che non si vorrebbero mai come amiche o familiari, senza vie di fuga: un po' come le compagnie coatte che possono formarsi in una barca in mezzo al mare o su un'isola. Gli esempi potrebbero essere tanti.

In un gruppo, poi, si possono creare delle gerarchie caratteriali, in cui quello che domina è carismatico, deciso – *leader* per intenderci – e gli altri sono più o meno influenzabili a seconda della forza o della debolezza della loro personalità. Così,

*RX ginocchio dx.*
*Controllo per gonalgia post-traumatica.*
*Le proiezioni aggiuntive eseguite ad in-*
*tegrazione del precedente mostrano*
*piccola frattura composta dell'apice*
*della testa della fibula, ora evidenzia-*
*bile per gli iniziali segni di rimaneg-*
*giamento osseo. [...]*

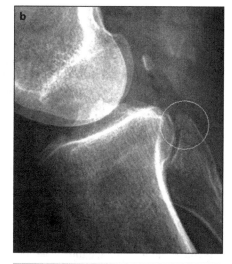

*TC torace.*
*[...] Si osserva la presenza di forma-*
*zione nodulare dell'apice polmonare di*
*sinistra [...], peraltro già evidenziabi-*
*le in precedente radiogramma [...]*

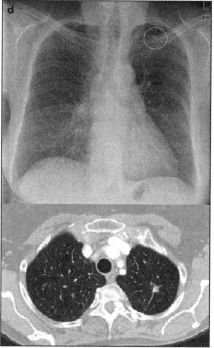

**Fig. 44 a-d.** Nel referto bisogna innanzitutto tutelare il paziente. Ciò non toglie che si deve cercare anche di non danneggiare i colleghi che hanno sbagliato, evitando – se possibile – di sconfessarli brutalmente. **a** Esempio di referto di controllo per trauma del ginocchio, effettuato dopo alcuni giorni dal precedente, erroneamente refertato come negativo: il refertatore rileva una piccola frattura composta, senza mettere in cattiva luce il collega. **b** Particolare del relativo esame radiografico del ginocchio. **c** Esempio di come si possa sconfessare senza appello un collega che ha commesso un errore: referto di esame TC del torace effettuato dopo alcuni mesi da un radiogramma del torace dato come negativo. **d** Immagini dei relativi esami

se il collega riconosciuto come bravo e sicuro di sé sbaglia, corre il rischio di far commettere lo stesso errore a quelli che lo seguono, solo perché gli hanno dato una fiducia incondizionata (Fig. 45).

In un gruppo lavorativo bisognerebbe, quindi, sapersi difendere col giusto grado di dignità e professionalità, ma altrettanto rendersi disponibili con una buona dose di umiltà: non farsi cioè troppo condizionare ed essere insieme sufficientemente attenti al lavoro degli altri.

Tornando ai referti di controllo e di integrazione, il giusto atteggiamento che deve guidare la stesura del referto sta nel capire quale motivazione clinica e/o radiologica abbia prodotto quell'esame e nel sapere interpretare correttamente il referto che ne è conseguito. Così, in Figura 41c, il radiologo crede di aver letto il referto precedente ma, per imperizia o negligenza, ne altera il significato; mentre in Figura 41d il radiologo non legge affatto il referto del precedente collega, forse per fretta o superficialità; e così via, gli esempi sarebbero infiniti e quotidiani.

In definitiva, mentre in un referto di primo esame redatto per esteso il radiologo è solo con le sue immagini, e tutto – professionalità e psicologia – si esprime nella loro interpretazione, in un referto invece che si richiami ad altri già prodotti il radiologo non ha solo le immagini da affrontare, ma anche il lavoro di chi l'ha preceduto.

Nell'*esame di prevenzione*, la psicologia del radiologo è collegata all'esercizio del suo "potere": infatti ha di fronte una persona che sta bene e che confida in una "sentenza" clemente. È molto facile dire ad una persona che sta bene che effettivamente gode di buona salute; è molto più complesso dover dire alla stessa persona il contrario: il senso di disperazione, rifiuto, incredulità e ingiustizia sono le reazioni più comuni e umane, come sappiamo.

Tutto questo dovrebbe aver presente il radiologo nel momento in cui emette una sentenza pesante nei confronti di una persona fino a quel momento sana: questo è il suo "potere", cioè *far cambiare di punto in bianco la vita ad una persona*.

---

*Ecografia renale. (Radiologo A)*
*Rene di sinistra in sede, nei limiti per forma, dimensioni ed ecostruttura, se si escludono alcune formazioni cistiche parapieliche. Non segni di idronefrosi né evidenti formazioni calcolotiche. [...]*

*Ecografia renale. (Radiologo B)*
*Quadro ecografico invariato rispetto al precedente [...]*
*In particolare invariate le cisti parapieliche del rene di sinistra; per il resto, nulla da segnalare.*

**Fig. 45.** Uno degli errori di refertazione cui bisogna stare particolarmente attenti è quello "allitterativo": se un radiologo non vede un'anomalia o le attribuisce un significato sbagliato, la possibilità che il collega successivo commetta lo stesso errore è notevolmente aumentata, soprattutto se il primo collega è stimato e ritenuto attendibile. Nell'esempio riportato il primo refertatore misconosce l'idronefrosi; il secondo radiologo conferma la sua diagnosi, senza alcuno spirito critico

Chi è arrogante o superficiale, e non sa mettersi nei panni altrui – o non è nemmeno sfiorato dall'idea di poterlo fare –, non può comunicare, soprattutto in questo ambito.

Che il referto esprima la personalità e la psicologia di chi lo redige, sono i nostri prescrittori a dircelo, quando – a forza di leggerci – ci riconoscono ancor prima di giungere alla nostra firma.

Essi ci hanno fatto conoscere un ultimo tipo di professionista, abbastanza frequente: il radiologo alla *Forrest Gump*. Quello, cioè, superficiale, che non si pone mai domande e quindi non si dà risposte, che non sente il bisogno di approfondire gli argomenti, convinto che la sua esperienza sia più che sufficiente. Egli non si mette in discussione ed essendo fondamentalmente una persona semplice, ingenua e in buona fede, non si rende conto della propria limitatezza professionale (Fig. 46a, b). I prescrittori ce lo fanno conoscere perché in genere non lo coinvolgono nelle discussioni epicritiche, negli esami di particolare impatto diagnostico, ma solo nella routine quotidiana, magari per dei piccoli favori personali, perché ne conoscono la generosità ma anche la limitatezza (Fig. 46c, d), senza

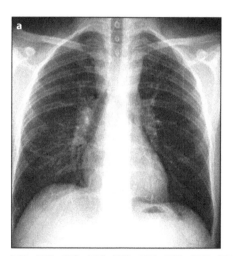

**b** RX torace.
*Non evidenti lesioni polmonari a focolaio. Basi libere. Lieve allargamento dei profili del mediastino superiore. Immagine cardiaca nei limiti dimensionali.*

**c** *Ericsson bacino.*
*Von evidente ivi chiare alterazioni ossee strutturali a focolaio. Accentuati entrambi cicli cotiloideie.*
*E colon la lombo sacrale*
*Non evidenti alterazioni ossee a focolaio. Campo l'esterno. Vita osteofitosico del ghiandole contrapposti anteriori di L3 e L4. Riduzione in altezza dello spazio intersomatico L5 S1.*

**Fig. 46 a-c.** I referti superficiali, compilati con fretta e disattenzione, senza alcuna volontà di approfondimento né di autocritica, danneggiano la professionalità del radiologo, rendendolo superfluo. **a** Radiogramma del torace in proiezione frontale: sarcoidosi. **b** Relativo referto non chiaro, non conclusivo, non competente. **c** Referto pieno di errori, composto con il refertatore vocale e non corretto al momento della vidimazione

fargliela pesare, confermandolo così sempre di più nella propria convinzione di autosufficienza; anche se tutto ciò non sfugge nemmeno a noi, se non altro perché non è il collega cui ci rivolgeremmo per una difficile consulenza, ma semmai per un piacere (un cambio di turno, un banale referto al volo, ecc.).

Un ultimo aspetto trasversale a tutti i referti, da non sottovalutare, è il *pathos*, cioè la tensione nel formularli, che dovrebbe essere percepita dal prescrittore. Dare un certo calore al referto serve a infondere la percezione dell'impegno, della partecipazione nel redigerlo, tanto più utile nei casi complessi, nei quali è auspicabile il coinvolgimento del prescrittore nella difficoltà interpretativa; mentre, in un referto redatto in modo freddo ed asettico, nel quale magari la motivazione clinica è appena accennata ed il resto formato da frasi memorizzate, si può trasmettere solo la sensazione di un assemblaggio senza alcuna personalità (Fig. 47).

Da ultimo, va tenuto presente che tutti questi aspetti psicologici e comportamentali negativi menzionati – riassunti nel narcisismo, nella superficialità, nella disattenzione, nella scorrettezza, nella sudditanza psicologica, nel pressappochismo, ecc. – possono non solo nuocere all'immagine di quel medico e del Servizio in cui opera, ma anche esporlo a rischi medico-legali (Fig. 44c, d).

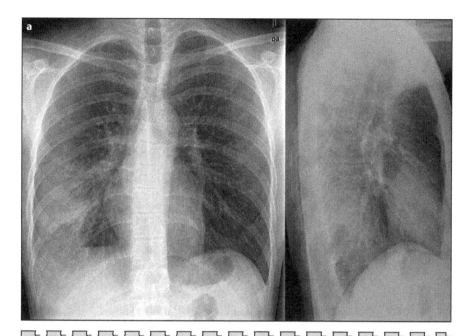

b

*RX torace (2 p.).*
*Da Pronto Soccorso per febbre e tosse.*
*Esteso addensamento parenchimale postero-basale destro. Niente altro di rilievo.*

c

*Ecografia addome completo.*
*Indicazione clinica: algie in ipocondrio destro.*
*Fegato nei limiti della norma per dimensioni, forma ed ecostruttura.*
*Colecisti normodistesa, a pareti regolari, contenente singola formazione calcolotica*
*infundibolare di circa 1,5 cm.*
*Vie biliari non dilatate.*
*Vena porta di calibro regolare e con flusso epato-afferente.*
*Regione pancreatica di aspetto regolare.*
*Milza nei limiti dimensionali, ad ecostruttura regolare.*
*Reni in sede, nei limiti della norma per dimensioni, forma ed ecostruttura, ove si ec-*
*cettuino piccole cisti semplici corticali intorno al centimetro (due per lato); non segni*
*di idronefrosi né formazioni calcolotiche di rilevanza ecografica.*
*Aorta addominale di calibro regolare.*
*Non evidenti linfoadenopatie né segni di versamenti, compatibilmente con i limiti del*
*mascheramento meteorico intestinale.*
*Vescica normodistesa, a pareti regolari.*
*Prostata, esplorata per via sovrapubica, nei limiti morfo-dimensionali compatibili.*

**Fig. 47 a-c.** Esempi di referti sintetici e pre-compilati. **a** Esame radiologico del torace eseguito per febbre e tosse. **b** Relativo referto, corretto, ma forse eccessivamente sintetico. **c** Esempio di referto pre-impostato a griglia

Capitolo 11

# La refertazione della negatività

Una buona parte degli esami richiesti sono negativi.

Ciò non significa che si tratti sempre di richieste inutili – come quelle derivanti da "medicina difensiva" oppure da un inquadramento clinico errato o troppo generico – perché i clinici ci dicono che molte volte un esame negativo può essere comunque molto utile: come nel caso di un dolore acuto ed improvviso del torace, nel quale la negatività dell'esame radiologico può escludere da subito uno pneumotorace ed orientare verso un fatto embolico o ischemico cardiaco, consentendo di attivare immediatamente le procedure diagnostiche adeguate (Fig. 48); oppure nel caso di un dolore addominale non definito, nel quale l'ecografia può escludere le situazioni più comuni (come l'ostruzione calcolotica delle vie biliari ed urinarie), in modo da favorire l'impiego più mirato delle metodiche di secondo livello.

Una volta la negatività poteva essere descritta con frasi del tipo "nulla si nota di patologico" o simili; ma oggi questo non è più possibile, a meno che non si voglia rischiare di essere clamorosamente smentiti.

Già abbiamo visto che i MMG, nella maggioranza dei casi, vorrebbero una descrizione estesa e completa della normalità, come testimonianza di un'attenta lettura da parte del radiologo dell'esame e come guida alla stessa lettura per loro. D'altronde, la pan-esplorabilità delle moderne tecniche di imaging consente di evidenziare tutti i particolari.

Pertanto *il concetto di negatività è diverso da quello di normalità*: un esame può essere negativo in rapporto ad un quesito clinico determinato, ma non per questo essere normale.

Come prima cosa, bisogna distinguere ciò che è *normale* da ciò che è *nella norma*: normale è quello che è presente in tutta la popolazione sana presa in esame; nella norma invece quello che è riscontrabile nella maggior parte di quella popolazione – ma non in tutti i suoi componenti – secondo un grado noto ed accettato.

Questa distinzione vale – ed è molto più chiara – nell'*anziano* più che nelle altre età: ad esempio, la presbiopia è normale, perché è connaturata all'anziano; l'artrosi è nella norma, perché è più frequente nell'anziano.

Va tenuto presente che ciò che è nella norma è strettamente legato al contesto socio-ambientale e culturale: così l'aterosclerosi, l'ipertensione arteriosa moderata e l'ipercolesterolemia sono nella norma nell'anziano dei Paesi sviluppati, ma non in quello dei Paesi più poveri.

F. Schiavon, R. Berletti, *La comunicazione radiologica. Dalle basi al referto multimediale*.
ISBN 978-88-470-1107-6. © Springer-Verlag Italia 2009

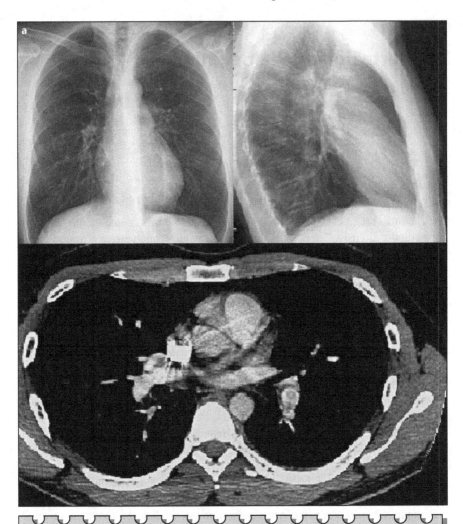

**b**
*RX torace (2 p.).*
*Esame richiesto per dolore toracico.*
*Polmoni ben espansi. Non si riconoscono lesioni parenchimali a focolaio. Basi libere.*
*Cuore ed aorta nei limiti.*

*Angio-TC torace.*
*Esame effettuato con apparecchiatura spirale multistrato per dolore toracico di ndd.*
*Difetti di riempimento di natura embolica a carico delle diramazioni dell'arteria pol-*
*monare [...]*

**Fig. 48 a, b.** Un referto negativo non implica ovviamente che l'esame richiesto sia stato inutile. Infatti il concetto di negatività – profondamente diverso da quello di normalità – consente di escludere alcune ipotesi cliniche e/o apre eventualmente la strada ad approfondimenti diagnostici di altro tipo. **a** Paziente con dolore toracico acuto: esame radiografico negativo e successiva angio-TC, che rileva un quadro di embolia polmonare. **b** Relativi referti

Tutto ciò per affermare alcuni aspetti: il referto di negatività non può essere sempre impostato allo stesso modo, perché ogni età ha la sua normalità; spesso non è facile distinguere *il normale dal patologico*; bisogna decidere il valore dei cosiddetti *reperti incidentali*, spesso presenti.

Esaminiamo meglio questi aspetti, cominciando dal primo: la normalità.

## Normalità

Se consideriamo l'esame radiologico più classico – quello del torace – non si può pensare che il referto di negatività sia lo stesso per il bambino, l'adulto e l'anziano. Certo, si potranno scrivere per tutti frasi del tipo "non lesioni pleuro-polmonari in atto", "seni costo-frenici liberi", "cuore nei limiti"; ma la normalità di riferimento – quella che qualifica la negatività dell'esame e garantisce il prescrittore sull'accuratezza della lettura – non può essere la stessa. Infatti, nel bambino i reperi anatomici più specifici – quelli la cui normalità è da citare nel referto – sono soprattutto il circolo polmonare e la *silhouette* cardio-vascolare, indispensabili per escludere vizi congeniti, ed il parenchima polmonare, per le forme flogistiche tanto congenite quanto acquisite (Fig. 49); nell'adulto il parenchima polmonare, per escludere lesioni focali, specie neoplastiche (Fig. 50); nell'anziano di nuovo il circolo polmonare e la *silhouette* cardio-vascolare, essendo prevalente la patologia dello scompenso cardiaco nei suoi vari stadi, ma anche la colonna dorsale quando sono presenti crolli su base osteoporotica (Fig. 51). Pertanto, un referto negativo per ciascuna fascia d'età dovrebbe prevedere la descrizione della normalità dei reperi appena citati.

In sintesi, la normalità dovrebbe essere refertata in modo differenziato a seconda dell'età, poiché con essa variano i reperi che la qualificano.

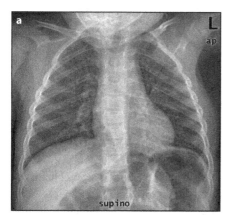

RX torace.
Unica proiezione antero-posteriore in decubito supino.
Non evidenti lesioni polmonari a focolaio. Non segni di versamento pleurico. Ili polmonari normo-rappresentati. Immagine cardio-mediastinica in asse, nei limiti compatibili.

**Fig. 49 a, b.** La refertazione della negatività deve essere modulata sulla fascia anagrafica della persona, tenendo presenti i reperti che possono rientrare nell'ambito della norma per quella età. Radiogramma del torace di un bambino in proiezione frontale (**a**) e relativo referto negativo (**b**)

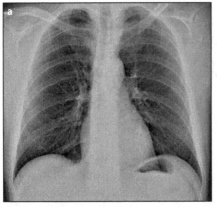

RX torace standard.
Non lesioni polmonari focali in atto.
Basi libere. Cuore e aorta nei limiti.

**Fig. 50 a, b.** Radiogramma del torace di un adulto sano, proiezione postero-anteriore (**a**) e relativo referto negativo (**b**)

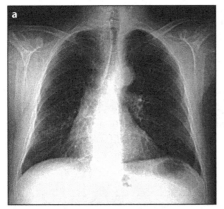

RX torace (2 p.).
Non evidenti lesioni polmonari a focolaio. Basi libere. Circolo polmonare normodistribuito. Immagine cardiaca nei limiti dimensionali compatibili. Sottili calcificazioni all'arco aortico.

**Fig. 51 a, b.** Radiogramma del torace di un anziano in buona salute, proiezione postero-anteriore (**a**) e relativo referto negativo (**b**)

## Reperti borderline

Sono di quotidiano riscontro e spesso causa di confondimento del normale col patologico, soprattutto nell'anziano.

Gli aspetti più frequenti possono essere i seguenti: i segni dell'invecchiamento cerebrale fisiologico, della vasculopatia cerebrale cronica e della demenza senile (Fig. 52); gli aspetti dell'involuzione osteo-articolare compatibile e quelli indicanti situazioni patologiche, quali la rottura della cuffia dei rotatori (Fig. 53); il quadro del "polmone cardiaco", già visto (Fig. 54a), e quello del "torace sporco" (Fig. 54b), possibile espressione tanto di bronco-pneumopatia cronica ostruttiva quanto di

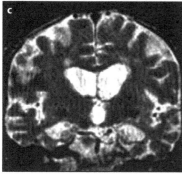

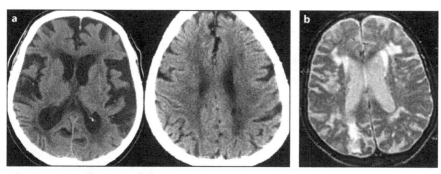

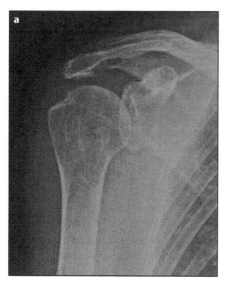

**Fig. 52 a-c.** L'imaging dell'invecchiamento cerebrale fisiologico presenta alcuni aspetti sovrapponibili a quelli che si possono riscontrare nelle vasculopatie cerebrali croniche e nelle demenze. **a** TC cerebrale di un anziano sano, con alterazioni ipodense della sostanza bianca ed allargamento degli spazi liquorali, che rientrano nell'ambito della norma. **b** RM dell'encefalo, sequenza pesata in T2, che evidenzia un quadro di encefalopatia vascolare. **c** Sequenza RM pesata in T2 dell'encefalo, che rivela atrofia temporale mediale (ippocampo e regioni para-ippocampali) in morbo di Alzheimer

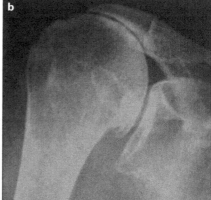

**Fig. 53 a, b.** Alterazioni degenerative croniche della spalla in soggetti anziani. **a** Radiografia della spalla, proiezione antero-posteriore, con alterazioni involutive compatibili con l'età. **b** Radiografia della spalla, proiezione antero-posteriore, che evidenzia un quadro di rottura inveterata della cuffia dei rotatori con "scomparsa" dello spazio sotto-acromiale e "creazione" di neoarticolazione acromio-omerale

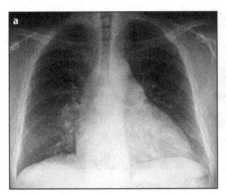
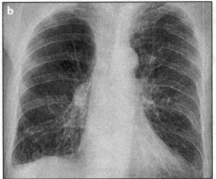

**Fig. 54 a, b.** Alterazioni toraciche correlate con l'età. **a** Radiogramma del torace in proiezione frontale: "polmone cardiaco". **b** Radiogramma del torace in proiezione frontale: torace "sporco"

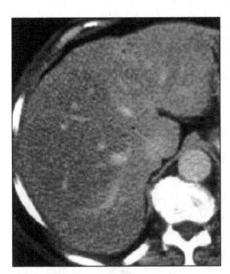

**Fig. 55.** Il reperto di steatosi epatica è da considerarsi para-fisiologico nell'anziano sano e deriva da una riduzione complessiva dell'afflusso sanguigno al fegato con riduzione della sua funzionalità catabolica e conseguente accumulo di depositi vacuolari e lipofuscina. Quadro TC di steatosi "a chiazze"

semplice involuzione toracica senile con maggior apprezzabilità anche del disegno bronchiale; il reperto di steatosi epatica (Fig. 55), pressoché routinario nell'anziano, ma anche segno precoce di epatopatia (il capitolo della steatosi epatica nell'anziano esula da questa trattazione, ma è opportuno farne un accenno perché non è molto conosciuto: nell'anziano vi è una riduzione complessiva di flusso sanguigno nel fegato, dapprima portale, ma poi anche arterioso per aumento delle resistenze, come documenta la flussimetria eco-color Doppler; ne conseguono riduzione della sua funzionalità e della sua attività catabolica, con maggior effetto tossico di farmaci ed altri agenti, come l'alcool; tutto ciò, assieme alla più lunga

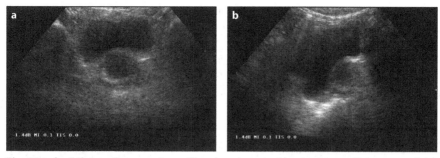

**Fig. 56 a, b.** L'ipertrofia prostatica nell'anziano è generalmente una condizione para-fisiologica scarsamente sintomatica: quadro ecografico di ipertrofia prostatica benigna con modesto residuo vescicale post-minzionale

esposizione ai fattori di rischio, è responsabile della steatosi para-fisiologica, testimoniata istologicamente dall'aumento dei depositi vacuolari e di lipofuscina – *brown atrophy*); le cospicue dimensioni e la morfologia della prostata vista all'ecografia per via sovra-pubica (Fig. 56), come segno tanto di invecchiamento fisiologico quanto di ipertrofia benigna sintomatica.

Tutti questi aspetti – prevalenti, se non costanti, nell'anziano – fanno sorgere spontanee queste domande, dai risvolti fondamentali: quando refertiamo l'esame di un anziano, conosciamo i processi di invecchiamento, o non ci riferiamo piuttosto al modello dell'adulto, che è l'unico che abbiamo studiato, attribuendo all'anziano reperti patologici, che in realtà non gli competono? Fino a che punto procede l'invecchiamento fisiologico e da che punto comincia quello patologico?

## Reperti incidentali

Sono reperti del tutto occasionali, che nulla hanno a che vedere con il quesito clinico o con il quadro radiologico principale.

Possono essere acquisiti – come gli esiti di fratture costali o vertebrali visibili in un qualsiasi esame radiografico del torace – oppure congeniti – come la presenza di una costa cervicale soprannumeraria in uno dei tanti esami del torace o di un dimorfismo vertebrale in un esame del rachide lombare (Fig. 57).

Si tratta di reperti frequenti, il cui inserimento nel referto deve essere guidato dal buon senso, affinché non diventino motivo di confondimento o di stravolgimento dell'interpretazione dell'esame – creando magari le condizioni per un nuovo esame radiologico, del tutto inutile –, ma di arricchimento diagnostico. Possono essere sicuramente graditi, perché sono la dimostrazione di un'attenta lettura dell'esame proposto e perché aggiungono valore e significato alla richiesta, tanto più se l'esito è di negatività: così, l'identificazione di una frattura vertebrale può svelare un'osteoporosi asintomatica di un anziano (Fig. 57b) oppure il rilievo di una vertebra di transizione può rendere preciso il livello di attribuzione di un'ernia discale ai fini del trattamento chirurgico (Fig. 57c).

Naturalmente il reperto incidentale implica la voglia da parte del radiologo di cercarlo e di descriverlo, che non si coniuga con la fretta o l'accidia!

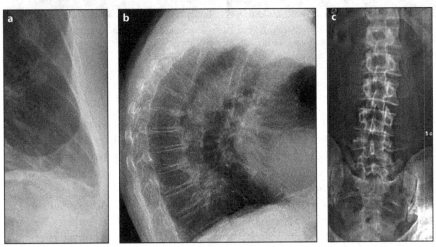

**Fig. 57 a-c.** Reperti incidentali in corso di esami radiologici effettuati per differenti quesiti clinici: il loro inserimento nel referto deve essere guidato dal buon senso. **a** Particolare di radiogramma del torace: esiti consolidati di fratture costali. **b** Radiogramma del torace in proiezione laterale: cedimenti vertebrali di natura osteopenica. **c** Radiogramma della colonna lombare in proiezione frontale: vertebra di transizione

# Capitolo 12

# Referto e linguistica

Il radiologo si avvale essenzialmente di due elementi: l'*immagine* e la *parola*.

In termini filosofici, l'immagine è la rappresentazione della realtà, per cui le tecnologie che la producono fabbricano una copia della realtà stessa.

Ma una volta prodotta, la realtà va anche descritta e interpretata, perché bisogna darle un senso. Per farlo, non si possono usare altre immagini, perché si ritornerebbe al punto di partenza: ecco perché tale passaggio diviene un *fatto eminentemente linguistico*.

Ciò significa che la funzione della parola rispetto all'immagine non può essere meramente descrittiva, perché non aggiunge nulla a quello che già si vede, né solo sintetica, ma soprattutto interpretativa: in altri termini, *la funzione principale della parola è di dare un senso all'immagine*.

Pertanto, la maestria del radiologo sta nel compiere un *atto interpretativo*, essendo la descrizione utile solo se seguita dall'interpretazione, perché altrimenti diviene un esercizio inutile.

Una prima domanda, allora, che ci si potrebbe porre è la seguente: abbiamo le parole giuste, il vocabolario adeguato, per svolgere questo compito? Davanti a certi referti, nei quali la parola sembra essere ridotta a fonemi particolari, neologismi e sigle (Fig. 58), la risposta sembrerebbe essere no, e che le parole siano regredite ed abbiano lasciato il passo alle immagini, sempre più numerose e complesse.

Non vi è esercizio più difficile di quello del linguaggio: infatti con esso si comunica, si esprime il proprio pensiero, si decide come relazionarsi con gli altri.

---

*RX torace. (controllo)*
*TET in posizione bassa, alla carena. CVC da sn in VCS, senza evidenti segni di pnx.*
*Per il resto quadro invariato (v. referto n. 65232).*

**Fig. 58.** L'uso di acronimi, abbreviazioni e sigle può rendere poco comprensibile il referto e comunica una certa trascuratezza del refertatore. Esempio di referto di controllo in un paziente ricoverato in terapia intensiva

F. Schiavon, R. Berletti, *La comunicazione radiologica. Dalle basi al referto multimediale.* ISBN 978-88-470-1107-6. © Springer-Verlag Italia 2009

Si possono seguire due strade: la prima, l'uso di tecnicismi, fumosità linguistiche o di un linguaggio volutamente difficile per mascherare alcune carenze o per esibire una pseudo-cultura ed imporre un ruolo (Fig. 35); la seconda, l'uso di un linguaggio semplice e chiaro nel dire le cose complicate, come hanno saputo fare Freud per spiegare l'inconscio o Einstein la relatività.

Parafrasando Calvino – "parlare oscuramente lo sa fare ognuno, ma chiaro pochissimi" ("Lezioni americane", Garzanti ed., Milano, 1988) – si può dire che parlare in modo semplice e chiaro non è un facile esercizio, perché il confine con le parole vuote, eufemistiche ed ambigue – come quelle dei motti e dei messaggi commerciali – è labile, ed anche perché il compito del radiologo non è quello di convincere – come potrebbe fare un politico – ma di informare e divulgare senza ambiguità.

Ogni professione ha un suo vocabolario specifico, che la distingue dalle altre, e che in genere facilita la comunicazione tra gli addetti ai lavori e non verso le altre persone. Quello medico, poi, è un linguaggio alquanto difficile, perché ricco di derivazioni classiche – greche e latine – che implicano una maggiore separazione tra il sapere tecnico e quello comune, cioè tra il medico ed il paziente.

D'altro canto, la distanza tra lo specialista e la persona comune può essere tale che il tentativo di colmarla andrebbe a scapito della comprensione tra tecnici – cioè tra radiologo e prescrittore – e metterebbe a repentaglio la professionalità del radiologo stesso. In altre parole, è quasi impossibile che il linguaggio tecnico-scientifico sia accessibile a tutti.

Perciò è fondamentale porsi la domanda: a chi è rivolto il referto? Ovvero, con chi deve comunicare il radiologo?

Se – come pare evidente – si è d'accordo che l'interlocutore sia il medico curante, allora il referto dovrà essere chiaro al prescrittore, perchè sarà poi lui a divulgarlo e a spiegarlo al paziente, traducendo il linguaggio tecnico in quello comune.

Qualora poi il paziente dovesse avere un grado di cultura tale da poter capire da solo, ciò sarebbe il massimo, perché renderebbe inutile la successiva chiarificazione. Va da sé, ovviamente, che si tratta di un aspetto del tutto opzionale.

Perciò, se le parole che compongono il referto devono essere capite dal destinatario, bisognerebbe evitare il più possibile aggettivi ed avverbi, che possono rendere vaghi e troppo soggettivi i concetti, e sostituirli con dati oggettivi e misurabili, che sono più facilmente intelligibili e confrontabili; come in questo caso (Fig. 59), nel quale lo stesso reperto viene interpretato in modo diverso dai due radiologi che si alternano – l'uno con aggettivi, l'altro con misurazioni – il primo trasmettendo un concetto di patologia – che deriva dal significato improprio attribuito ai termini usati: "tumefazioni linfonodali" – che il secondo smentisce con la semplice misurazione.

Sulle regole grammaticali è inutile soffermarsi, anche perché si presuppone che la lingua-madre sia conosciuta da tutti.

Sicuramente, un referto costruito con una struttura rigida (quale quello multimediale o *strutturato*, vedi oltre) e/o con frasi memorizzate o pre-impostate, se da

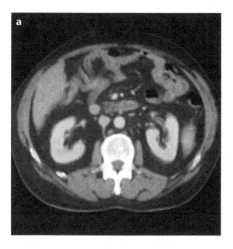

TC addome senza e con mdc (radiologo A)
Esiti di intervento di Hartmann.
Non evidenti lesioni focali di tipo evolutivo a carico degli organi parenchimatosi dell'addome. [...] Alcune piccole
tumefazioni linfonodali in sede peri-
aorto-cavale. [...]

TC addome senza e con mdc (radiologo B)
Controllo oncologico.
Quadro TC invariato rispetto al precedente. In particolare non evidenti
alterazioni densitometriche focali di
aspetto evolutivo a carico degli organi parenchimatosi dell'addome; invariati i radi linfonodi sub-centimetrici in
sede peri-aortica. [...]

**Fig. 59 a, b.** Per evitare incomprensioni, bisogna cercare di essere il più possibile precisi nel descrivere i reperti, riportando dati oggettivi e confrontabili, come negli esami oncologici, in cui numero, sede e dimensioni delle lesioni condizionano le scelte terapeutiche. In questo esempio, la segnalazione inesatta di alcuni piccoli linfonodi in un esame oncologico TC dell'addome ha trasmesso al clinico un'idea errata di ripresa di malattia; nel successivo controllo, il secondo refertatore ha fornito un dato più corretto e preciso, dandogli il giusto valore. **a** TC addome superiore con mdc. **b** Referti dei radiologi A e B

un lato può evitare la mediocrità di errori grossolani, dall'altro può limitare la bravura di chi sa esprimersi con innata chiarezza (Fig. 60). Non v'è dubbio che tra le due scelte – quella di cautelare il mediocre e quella di esaltare il meritevole –, anche tenendo conto degli interessi prioritari del paziente, la prima via sia la migliore, la più intelligente e lungimirante.

Resta, comunque, la domanda di fondo, se cioè gli aspetti della refertazione informatizzata (che vedremo fra poco) siano davvero un'opportunità anche dal punto di vista linguistico: è una questione basilare che dovrebbe essere chiarita.

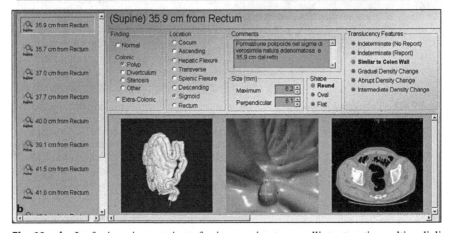

**a**
*Ecografia dell'addome superiore.*
*Fegato: regolare per forma, dimensioni ed ecostruttura.*
*Colecisti: normodistesa, a pareti regolari, alitiasica.*
*Vie biliari: non dilatate.*
*Vena porta: calibro regolare, flusso epato-afferente.*
*Pancreas: regolare per forma, dimensioni ed ecostruttura.*
*Dotto pancreatico principale: non dilatato.*
*Milza: regolare per forma, dimensioni ed ecostruttura.*
*Reni: in sede, regolari per forma, dimensioni ed ecostruttura, senza segni di idronefrosi né evidenti calcoli.*
*Aorta: di calibro regolare.*
*Non segni di versamenti né linfoadenopatie delle principali stazioni linfonodali.*

**Fig. 60 a, b.** I referti pre-impostati con frasi memorizzate e quelli strutturati o multimediali forniscono un aiuto nella stesura del referto e lo rendono più standardizzato e fruibile, ma possono in qualche modo limitare la libertà di esposizione del radiologo. **a** Esempio di referto pre-impostato. **b** Esempio di referto multimediale

# Capitolo 13

# L'errore nella refertazione

Si tratta di un capitolo affascinante, che attrae sempre l'attenzione più di ogni altro, forse perchè si identifica con l'epicrisi – più o meno conscia – del radiologo.

Anzitutto non è facile distinguere e classificare gli errori commessi nella compilazione di un referto, perché il più delle volte sono complessi e riconducibili a più di una causa e perché molto dipendono dalle condizioni professionali, caratteriali e comportamentali del singolo radiologo.

Ci sono almeno due modi di affrontare l'argomento: l'uno meramente tecnico, basato sui meccanismi interpretativi, noti ed oggettivi; l'altro prevalentemente comportamentale, e quindi soggettivo, basato sul buon senso e la correttezza professionale di ciascuno.

È d'obbligo la premessa che "tutti possono sbagliare", ma anche – come vediamo nella nostra quotidianità – che vi sono radiologi più predisposti a sbagliare di altri – "sbaglia solo chi non sta attento".

Queste considerazioni ne introducono altre due: che vi sono errori "universali" ed errori "individuali", nel senso che dei primi rispondiamo tutti e dei secondi solo alcuni, come vedremo fra poco; e che non riconoscere questa distinzione, soprattutto l'esistenza dei secondi, può essere, alla fine, solo un modo ipocrita di non voler migliorare e di riversare nella "massa" i propri limiti.

Riguardo la prima modalità, quella oggettiva dei meccanismi interpretativi, gli errori si possono distinguere in due grandi categorie: di tipo *percettivo* e di tipo *cognitivo*, in quanto il referto è il risultato di entrambi questi processi – percettivo e cognitivo – tra loro interdipendenti.

Sono processi complessi, sulla cui attivazione non serve soffermarsi, se non per ricordare che entrambi mettono in risalto l'importanza dell'*attenzione*, come elemento fondamentale dell'attività professionale e dei conseguenti errori.

Tanto i primi quanto i secondi si dividono a loro volta in due grosse categorie: falsi negativi e falsi positivi.

*Errori percettivi con errata attribuzione – falsi positivi*: possono essere dovuti, per esempio, ad uno scambio di un osteofita con un nodulo polmonare nel radiogramma laterale del torace (Fig. 61a, b) o di un flebolita dello scavo pelvico con un calcolo urinario (Fig. 61c, d).

*Errori percettivi di non identificazione – falsi negativi*: possono a loro volta essere distinti in errori senza specifica causa e con specifica causa.

F. Schiavon, R. Berletti, *La comunicazione radiologica. Dalle basi al referto multimediale.*
ISBN 978-88-470-1107-6. © Springer-Verlag Italia 2009

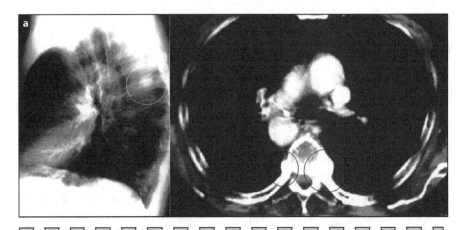

*RX torace.*

*[...] In proiezione laterale si osserva immagine radiopaca rotondeggiante di circa 2 cm che si proietta contro il terzo medio della colonna dorsale, di sospetta natura nodulare, che consiglia confronto con eventuali precedenti o approfondimento con TC. [...]*

*TC torace.*

*Non evidenti lesioni polmonari focali. [...] Il reperto riscontrato in precedente esame radiografico risulta riferibile ad ipertrofia artrosica delle articolazioni costo-vertebrali. [...]*

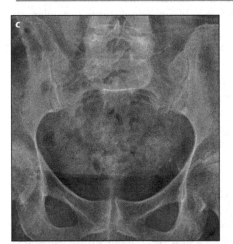

**d**

*RX addome completo.*

*Esame richiesto per colica renale sinistra.*

*[...] Nell'emiscavo pelvico sinistro si proiettano 3 piccole formazioni a densità calcarea, un paio delle quali di sospetta natura litiasica per forma e sede. [...]*

**Fig. 61 a-d.** Errori di percezione con errata attribuzione (falsi positivi). **a** Radiogramma del torace in proiezione laterale: alterazioni artrosiche costo-trasversarie che simulano un nodulo polmonare. TC del torace che chiarisce il quadro. **b** Relativi referti. **c** Particolare di radiogramma diretto della pelvi: fleboliti in colica renale sinistra. **d** Relativo referto

a. I primi – *miss errors* – sono intimamente connessi alla limitatezza dell'essere umano ed influenzati dalle aspettative (come la pressione psicologica sul refertatore esercitata dalla semplice presenza fisica del clinico, dalle sue domande, dalla sua insistenza, dalla sua fretta), tanto più facilitati dalla pan-esplorabilità delle tecniche odierne e più frequenti in alcune sedi, come il polmone e la mammella (per il polmone possono sfuggire lesioni fino a 40 mm dal 19% al 50% dei casi, a seconda delle casistiche e delle tecniche di esecuzione) (Fig. 62).

b. I secondi sono a loro volta dovuti a cause diverse: errori tecnici, come l'apparecchiatura inadeguata, l'esposizione sbagliata ed il posizionamento non idoneo; rilievi al di fuori dell'area di esame, cioè reperti incidentali, ma stavolta – contrariamente ai referti negativi – di grosso impatto clinico, come una lesione polmonare basale o un versamento pleurico durante lo studio dell'addome o viceversa una lesione focale epatica o qualunque altro rilievo a carico dell'addome superiore durante lo studio della base toracica (Figg. 63, 64); conoscenza incompleta – argomento in parte già visto a proposito del radiologo alla Forrest Gump (Fig. 46), perché quello che non si conosce non si vede e non compare nel referto – che si manifesta soprattutto in tutte le situazioni che richiedono un miglioramento culturale; soddisfazione di ricerca, quando, una volta riscontrata una lesione significativa e magari adatta a rispondere al quesito clinico, ci si ritiene soddisfatti e non si cerca oltre (Fig. 65).

*Errori cognitivi*: sono propri della capacità intellettiva e sono caratterizzati da sviste (le cosiddette *slips*) – come la sovrapposizione di referti, l'azione giusta sul

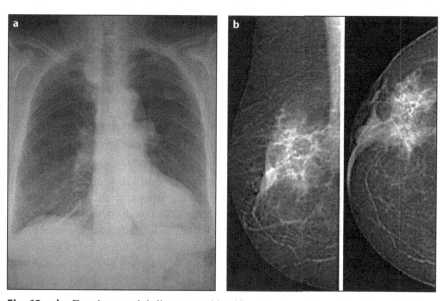

**Fig. 62 a, b.** Errori percettivi di mancata identificazione senza specifica causa (falsi negativi). **a** Radiogramma del torace: mancato riconoscimento di un nodulo polmonare. **b** Esame mammografico: lesione eteroplastica misconosciuta

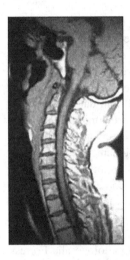

**Fig. 63.** Errore percettivo di non identificazione con specifica causa (falso negativo): focalizzare l'attenzione solo sul distretto anatomico per il quale è stato richiesto l'esame può far misconoscere lesioni delle regioni contigue, come in questa RM della colonna cervicale, richiesta per sospetta ernia discale, in cui il radiologo si è concentrato solo sul rachide e sul canale spinale, senza identificare la grossolana lesione eteroplastica dell'ipofaringe

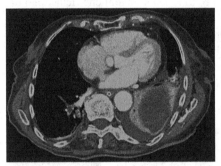

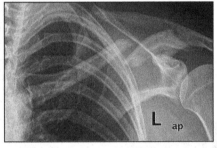

**Fig. 64.** Errore percettivo da causa specifica (falso negativo): in questa TC dell'addome richiesta per pancreatite il radiologo non riconosce i segni di embolia polmonare nelle scansioni eseguite a livello delle basi polmonari, perché non rientrano nel campo di studio

**Fig. 65.** Errore percettivo di mancata identificazione da "soddisfazione di ricerca": in questo radiogramma il radiologo individua la frattura scomposta del terzo medio-laterale della clavicola, perdendo la frattura composta dell'estremo claveare laterale

soggetto sbagliato, la temporanea amnesia, ecc. – dovute a momentanea perdita di attenzione per le più diverse motivazioni: fatica, insonnia, ansia, frustrazione, eccesso di lavoro. Possono concretizzarsi nello scambio di metodica (un esame ecografico descritto come uno di TC o viceversa), di distretto anatomico (il polso di un lato confuso con quello dell'altro lato, ma anche il torace con l'addome o viceversa) o addirittura di paziente (dati di riconoscimento di un paziente sull'iconografia di un altro) (Figg. 66, 67).

*Errori psicologici – mistakes*: sono una derivazione di quelli cognitivi, e possono essere a loro volta di due tipi: mancato rispetto di una procedura o regola (*sbagli*) o inadeguata conoscenza della procedura effettuata (*errori*). Così, in un esame TC

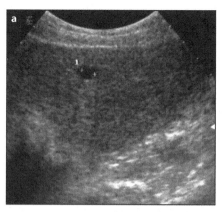

b
*Ecografia epatica.*
*[...] Minuta lesione ipodensa di natura*
*cistica del lobo sinistro (0,5 cm). [...]*

**Fig. 66 a, b.** Errore cognitivo da momentanea perdita di attenzione – svista: cisti semplice epatica riscontrata con esame ecografico e descritta con la terminologia della TC

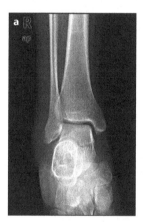

b
*RX tibio-tarsica sinistra.*
*Esegue per trauma distorsivo.*
*Non evidenti segni di fratture. Regolari i rapporti articolari.*

**Fig. 67 a, b.** Errore di disattenzione – svista – con scambio di lato: radiografia della caviglia destra e relativo referto con intestazione sbagliata

regolarmente prenotato, la mancata firma da parte del paziente del modulo di consenso informato per il mezzo di contrasto (mdc) può configurare uno sbaglio del radiologo, se vi sarà una reazione avversa all'iniezione del mdc iodato (Fig. 68); mentre un'interpretazione diagnostica inadeguata può rappresentare un errore (Figg. 21, 69).

Vediamo ora gli errori su base comportamentale, ovvero soggettiva, suddivisi – come detto prima – in universali ed individuali.

Gli *errori universali* corrispondono agli errori percettivi della precedente classificazione, quelli riconosciuti a posteriori con il cosiddetto "senno di poi", che talora ci spinge a dire: come ho fatto a farmi sfuggire quella lesione che adesso è così evidente? È il caso di un nodulo polmonare solitario (NPS) o di un tumore mammario (Fig. 62).

Mod. Serv. Rx 43
50x100 - 6/2006

Regione del Veneto
# UNITÀ LOCALE SOCIO-SANITARIA n. 1
OSPEDALE SAN MARTINO - BELLUNO
## UNITÀ OPERATIVA DI RADIOLOGIA
*Direttore: dott. Francesco Schiavon*

### AL MEDICO CURANTE

In conformità alla Nota del Ministero della Sanità del 17/09/97 sull'utilizzazione dei mezzi di contrasto, è necessario conoscere le condizioni clinico-anamnestiche del/la Signor/a ......................................................................................... relativamente all'indagine ........................................................................................................................... che comporta l'uso di mezzo di contrasto organo-iodato per via iniettiva.

In particolare si ricorda che l'esame strumentale in oggetto è controindicato nel caso in cui elementi clinico-anamnestici documentino la presenza di:
    Comprovato rischio allergico
    Forme gravi di insufficienza epatica, renale e cardiovascolare
    Paraprotenemie o Mieloma multiplo

☐    Il paziente rientra in una delle succitate categorie di rischio e l'indagine è indispensabile: deve essere programmata di concerto tra Medico Curante e Medico Radiologo (evidenziare anche in quale categoria a rischio rientra il paziente)

☐    Il paziente non rientra in una delle succitate categorie di rischio.

*Firma del Medico Curante*

_____

### CONSENSO INFORMATO

Dichiaro di essere stato/a informato/a dal Medico Curante del rischio che un esame radiologico con mezzo di contrasto comporta e ne autorizzo comunque l'esecuzione.

*Firma del Paziente*

Data _____    _____

Profilassi da praticare ai pazienti con rischio allergico (anamnesi positiva per pregressa reazione a m.d.c., portatori di allergie importanti, gravi asmatici) che debbono sottoporsi ad esami contrastografici mediante infusione endovenosa
- 13 ore prima: prednisone (deltacortene Forte) 50 mg per os (2 cp)
- 7 ore prima: prednisone 50 mg per os
- 1 ora prima: prednisone 50 mg per os e clorfenamina maleato (Trimeton) 10 mg i.m.

**IL GIORNO DELL'ESAME PRESENTARSI A DIGIUNO**

**Fig. 68.** Gli errori psicologici possono derivare dal mancato rispetto di una regola – sbaglio –, come nel caso di una reazione avversa al mezzo di contrasto in un paziente che non ha espresso un consenso informato al suo impiego

Se da un lato tutti possono sbagliare, dall'altro un'onesta *epicrisi* potrà servire – almeno nell'immediato, fin tanto che resta l'effetto dell'errore commesso – a ridurre la probabilità di nuovi analoghi errori, richiamando ad una maggiore attenzione o a ridurre l'eccesso di sicurezza.

Gli *errori individuali* rappresentano tutti quegli errori che possono essere rimediabili e che dipendono dalle più diverse cause:

- *insufficiente organizzazione personale*, costituita in genere da scarsa concentrazione, superficialità, negligenza, sottovalutazione dell'atto refertativo (Figg. 5, 46c): è un dato di fatto che, in un Reparto, i professionisti ordinati ed organizzati siano i più esenti da questi errori;

- *insufficiente metodo clinico-radiologico*, dovuto ad un inadeguato o rinunciatario rapporto col prescrittore e/o col paziente, che impedisce la messa a fuoco del quesito clinico, come nel caso classico degli esami da Pronto Soccorso, ove il mancato contatto col paziente causa l'errore (Fig. 44a); purtroppo frasi come "si dà in visione la documentazione per valutazione specialistica" o simili alla fine di un referto sono tipiche di questa mentalità e alla base di questa carenza (Fig. 4);

- *insufficiente cultura professionale e personale*, causa di un'errata interpretazione di una lesione – pur vista – soprattutto in ambiti che richiedono una preparazione specifica, come la Neuroradiologia affrontata da un radiologo generale (Figg. 69, 70), o causa della stesura di un referto modesto, per scarsa padronanza della lingua (Fig. 71), dovuta ad una carenza culturale di fondo;

- *insufficiente profilo psicologico*, causa delle più svariate tipologie di errori, da quello "allitterativo", per sudditanza verso il collega ritenuto affidabile (Fig. 45), a quello indotto dall'influenza del contesto clinico, che viene assunto acriticamente (Fig. 72). Ci sono poi gli errori che derivano da un atteggiamento rinunciatario e difensivista, che privilegia più la descrizione che l'interpretazione o alimenta il dubbio diagnostico pur davanti ad elementi sicuri (Figg. 73, 74). Vi sono infine errori dovuti all'inosservanza della sequenza logica degli esami, per cui un esame richiesto come integrazione o completamento viene refertato come se fosse un primo esame, senza rispettare involontariamente la sua motivazione o, peggio, decidendo di proposito di non rispettarla per superficialità o volontà di emergere (come nei casi delle Figg. 24, 41c, d e 44c, d). Casi come questi sono paradigmatici di una mancata sensibilità di gruppo o, viceversa, di uno spiccato egoismo, e sono comunque decisamente pericolosi per le possibili implicazioni medico-legali.

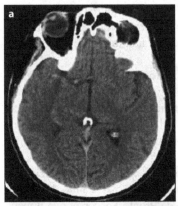

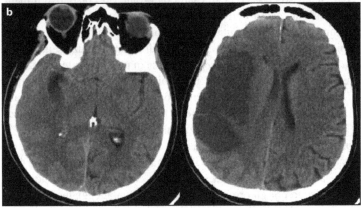

**Fig. 69 a, b.** Errore psicologico da imperizia. **a** Nella TC cerebrale eseguita da Pronto Soccorso per emiparesi sinistra, se il radiologo non riconosce l'iperdensità dell'arteria cerebrale media destra, segno di infarto cerebrale in fase iperacuta, commette un errore di imperizia. **b** La successiva TC di controllo a 48 ore evidenzia l'infarto massivo nel territorio di distribuzione del vaso

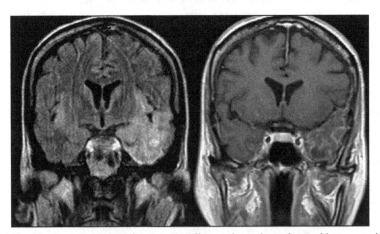

**Fig. 70.** La scarsa cultura in un settore diagnostico può condurre ad interpretazioni sbagliate: caso di ischemia cerebrale acuta, interpretato erroneamente dal radiologo generale come encefalite per insufficiente preparazione culturale: RM dell'encefalo, sequenze coronali FLAIR e SE T1-pesata dopo Gadolinio

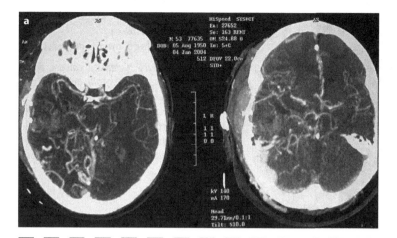

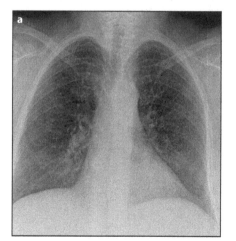

b Angio-TC cerebrale.
Esiti di intervento chirurgico in loggia parieto-temporale dx. Asimmetria dei vasi intra-cranici, più rappresentati in sede postero-laterale destra, dove presentano decorso più tortuoso e calibro aumentato ed un poco irregolare, dirigendosi ingrossati ai seni durali in un quadro vascolare anomalo sospetto. [...]

**Fig. 71 a, b.** La scarsa padronanza della lingua rivela un deficit culturale di fondo, difficilmente colmabile, che si riflette nella stesura di un referto modesto, a scapito della chiarezza: caso di fistola durale con scarico nei seni retto e trasverso, descritto in modo insoddisfacente e scarsamente intelligibile. **a** Angio-TC. **b** Referto

b RX torace standard.
Indagine richiesta per sospetto foco-laio bronco-polmonare in paziente con febbre resistente alla terapia.
In sede para-ilare inferiore destra si intravede assai tenue addensamento parenchimale. [...]

**Fig. 72 a, b.** Assumere in modo acritico il quesito clinico può condurre ad errori diagnostici. Come in questo esame radiografico del torace, del tutto negativo, in cui la richiesta per sospetto focolaio bronco-polmonare fa vedere al radiologo anche quello che non c'è. **a** Radiogramma del torace in proiezione postero-anteriore. **b** Referto

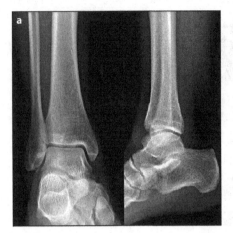

*RX tibio-tarsica dx.*
*Esame richiesto per trauma distorsivo.*

*Minuta opacità a densità calcare si proietta nei tessuti molli adiacenti all'apice del malleolo peroneale, che richiede inquadramento clinico. Non altri reperti di rilievo. Conservati i rapporti articolari.*

**Fig.73 a, b.** Privilegiare la descrizione a scapito dell'interpretazione, anche di fronte a reperti ragionevolmente sicuri, è un atteggiamento rinunciatario, che nuoce alla professionalità del radiologo. In questo esame radiografico della caviglia effettuato per trauma, l'elemento osseo accessorio rilevato viene descritto con una formula dubitativa, che delega al clinico il suo inquadramento. **a** Esame radiografico della caviglia: proiezioni antero-posteriore e latero-laterale. **b** Referto

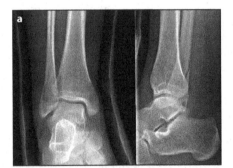

*RX tibio-tarsica dx.*
*Controllo in tutore gessato.*
*[...] Non riconoscibile con certezza apposizione di callo osseo riparativo radio-opaco.*

**Fig.74 a, b.** L'abuso di formule dubitative non è gradito a chi legge il referto. **a** Controllo in tutore gessato di frattura peroneale: proiezioni antero-posteriore e latero-laterale. **b** Referto

# Capitolo 14
# Aspetti medico-legali

I presupposti per impostare l'argomento possono essere almeno due.

Il primo si basa sulla considerazione che, fino a quando visiona solo le immagini – da solo o con altri – il radiologo esercita un atto privato, esprimendo un'opinione di cui non deve rendere conto a nessuno; ma nel momento in cui scrive il referto, egli compie un *atto pubblico*, assumendo una veste ufficiale, di cui può e deve rendere conto.

Il secondo è rappresentato da un'efficace definizione di un medico legale, Rodriguez, che conosce bene il mondo radiologico: "il referto è l'interpretazione soggettiva – ma ufficiale – di un dato obiettivo da parte di un professionista".

In linea generale, i problemi medico-legali relativi alla sola formulazione di un referto sono pochi, come conferma l'esperienza internazionale. Cosicché un referto ordinato, equilibrato, rispettoso della sequenzialità clinico-anamnestica, chiaro e comprensibile – cioè ineccepibile dal punto di vista formale – può rappresentare la miglior tutela medico-legale (Figg. 29–31).

Sono invece i referti formalmente scorretti, superficiali o che producono diagnosi sbagliate per i più diversi tipi di errore (Figg. 61–73), quelli più insidiosi e che si prestano a contenziosi, che tutte le statistiche danno in continuo aumento, non solo in ambito civile – per semplice risarcimento – ma anche in quello penale.

Se poi un referto errato nella diagnosi e oggetto di contenzioso fosse anche formalmente inadeguato, ciò diverrebbe un'aggravante, perché orienterebbe verso un'incuria e una superficialità di fondo, che ovviamente non pongono il soggetto in buona luce davanti a chi deve giudicare (Fig. 75).

Del resto, tutte le situazioni che caratterizzano il panorama sanitario attuale ed esaminate prima una ad una – cioè l'estendersi dei programmi di *screening*, e quindi il coinvolgimento degli utenti; la migliore cultura sanitaria favorita dai mass-media e il crescente bisogno di salute; il complicarsi delle tecniche di imaging, che ormai non lasciano più nulla d'inesplorato – sono altrettante motivazioni che modificano e rendono più delicato il lavoro del radiologo, esponendolo a rischi di errori e di conseguenti rivalse.

Ecco perché nel radiologo dovrebbe crescere la *cultura medico-legale*, la consapevolezza cioè di alcuni principi cardine che la informano:
- il referto ha le caratteristiche della *certificazione*, anche se non lo è in senso stretto: è una dichiarazione di scienza finalizzata ad attestare la verità e produrre la certezza;

F. Schiavon, R. Berletti, *La comunicazione radiologica. Dalle basi al referto multimediale*.
ISBN 978-88-470-1107-6. © Springer-Verlag Italia 2009

*RM colonna dorsale.*
*Conservata la fisiologica lordosi.*
*Alterazioni spondilosiche diffuse a piccoli becchi osteofitici ed ipertrofia artrosica dei massicci articolari in L4-L5 e L5-S1.*
*Ernia postero-laterale sinistra del disco L4-L5 con impronta sul sacco durale e sulla radice L5.*
*Lieve debordanza circonferenziale del disco L5-S1 che giunge a contatto con il sacco durale ed impegna la porzione inferiore di entrambi i forami di coniugazione.*
*Canale spinale di calibro ridotto in L4-S1 per le alterazioni segnalate.*
*Nei limiti il cono midollare e le radici della cauda.*

**Fig. 75.** Esempio di referto con intestazione sbagliata (RM della colonna lombare refertata come colonna dorsale): in caso di contenzioso medico-legale, un errore di questo tipo potrebbe aggravare la posizione del refertatore, in quanto questo fatto denota approssimazione e trascuratezza

- il referto ha anche il significato di consulto, esprimendo un "parere professionale motivato" alla richiesta di un collega;
- il referto deve possedere requisiti *sostanziali* (prima di tutto l'esatta attribuzione alla persona, ma anche la veridicità, la completezza, la precisione e la chiarezza) e *formali* (il luogo della sua formulazione, la data ed eventualmente l'ora dell'esame, che può essere molto importante nell'urgenza, il nome ed il cognome del medico, la sua firma per esteso ed il suo ruolo), senza i quali si può incorrere nel reato di "falso ideologico", che consiste nel non certificare la verità (Fig. 76);
- il referto è il prodotto finale dell'attività del radiologo verso il paziente inteso come "*persona*", che può subire danni di natura psichica, morale, materiale o fisica a causa del referto stesso (Fig. 77);

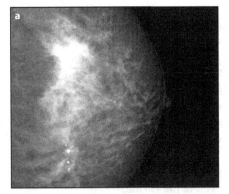

a

b
*Mammografia bilaterale.*
*Non si rilevano elementi di sospetto per neoplasia. [...]*

**Fig. 76 a, b.** L'esattezza dell'intestazione del referto e della descrizione dei reperti mette al riparo da errate attribuzioni incontestabili. **a** Mammografia monolaterale in paziente mastectomizzata. **b** Relativo referto errato, che non descrive l'alterazione patologica macroscopica, con intestazione sbagliata (errore di scambio di persona)

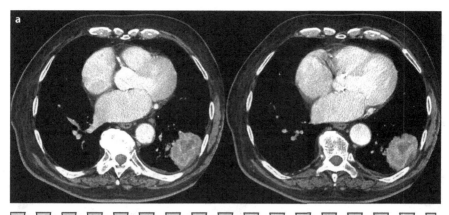

**b** *TC torace con mdc.*
*Controllo dopo chemioterapia.*
*Rispetto al precedente si osserva marcato peggioramento del quadro per ingrandi-mento della massa polmonare e comparsa di nuove, diffuse lesioni metastatiche sche-letriche ed epatiche. [...]*

**Fig. 77 a, b.** Il referto non è scritto solo per il "paziente" ma è anche rivolto alla "persona", per cui non bisogna dimenticare che le parole possono pesare come pietre. **a** TC del torace di controllo per neoplasia polmonare. **b** Relativo referto

- il referto va impostato in modo rigoroso, in modo da rispettare la motivazione dell'esame e il suo corretto inserimento nel contesto clinico-anamnestico; ma di tutto ciò abbiamo già ampiamente parlato (Fig. 78);
- il referto esprime il risultato dell'attività di consulenza del radiologo: quindi deve riportare il "*parere motivato*" del radiologo al quesito clinico, che in termini medico-legali costituisce la "*richiesta motivata*", corredato di una documentazione icono-grafica completa e ineccepibile (Fig. 79), in quanto esso assume carattere di prova solo nei confronti dell'iconografia che si è ritenuto di valutare ed allegare;
- il referto deve essere firmato in modo chiaro e leggibile da chi l'ha redatto, o comunque essere ufficialmente vidimato con la "firma elettronica", perché così se ne assume la responsabilità il radiologo refertante.

Una questione che rimane aperta è la seguente: *che ruolo deve avere il referto nella diagnosi?* Si identifica con essa oppure ne costituisce solo una parte, seppure importante? La risposta a questa domanda incide non solo sull'impostazione del referto, ma soprattutto sulla sua conclusione.

Si può rispondere che la diagnosi finale deve essere formulata dal medico curante, in quanto costituisce un mosaico formato da tessere più o meno numerose, che possono essere composte solo da chi ha in carico il paziente, ossia il suo medico curante. Pertanto l'esame radiologico può condurre alla diagnosi ma non si identifica *tout court* con essa.

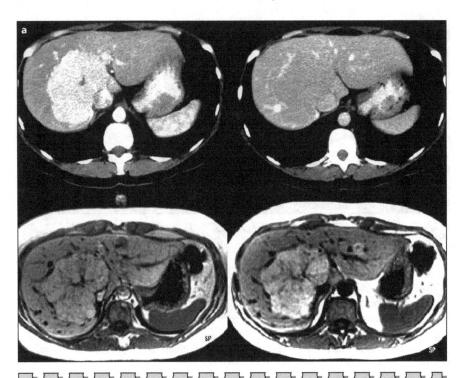

**b** *TC epatica senza e con mdc.*
*Esegue per riscontro ecografico incidentale di lesione epatica. [...]*
*Massa lobulata, a margini netti, del lobo epatico destro, che mostra intensa impre-*
*gnazione in fase contrastografica arteriosa e rapido "wash-out" in fase portale, con iso-*
*densità rispetto al parenchima circostante in fase tardiva. Tale massa presenta una*
*cicatrice centrale ipodensa dopo iniezione ev di mdc.*
*Piccola formazione con analoghe caratteristiche contrastografiche è rilevabile anche*
*a livello del lobo di sinistra. [...]*
*In conclusione: le lesioni segnalate presentano caratteristiche tomo-densitometriche*
*che orientano per formazioni benigne, tipo iperplasia nodulare focale.*

*RM epatica senza e con mdc.*
*Esame di controllo, effettuato con sequenze. [...]*
*Rispetto a precedente TC non si osservano modificazioni del quadro allora segnalato.*
*In particolare le lesioni epatiche descritte risultano invariate per numero e dimen-*
*sioni. [...] Dopo iniezione ev di Teslascan, tali lesioni presentano cospicua ritenzio-*
*ne del contrasto in fase tardiva (a 20 minuti e a 4 ore) rispetto al parenchima circo-*
*stante. Le caratteristiche contrastografiche confermano la diagnosi TC di iperplasia*
*nodulare focale.*

**Fig. 78 a, b.** Il referto deve tenere presente la motivazione clinica, in modo da inserirsi in maniera congrua nel contesto del percorso diagnostico e/o della storia clinico-radiologica del paziente. **a** Immagini TC e RM del fegato: iperplasia nodulare focale. **b** Referti

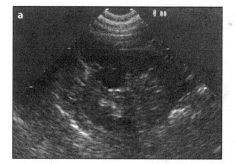

**Fig. 79 a, b.** Il referto contiene il risultato dell'attività di consulenza del radiologo: deve pertanto esprimere un parere motivato in risposta a un quesito clinico motivato, corredato della relativa documentazione iconografica di pertinenza. **a** Ecografia renale: massa etero-plastica del polo superiore del rene sinistro. **b** Referto

In altre parole, il medico curante deve essere libero di gestire al meglio l'iter diagnostico del paziente, senza eccessivi condizionamenti, alla luce di tutti i dati clinico-strumentali di cui solo lui dispone. Pertanto una conclusione aperta, magari con qualche elemento di diagnostica differenziale, può essere talvolta più gradita di una conclusione troppo vincolante, che non ammette repliche (Fig. 80). Ovviamente questo ragionamento non può applicarsi ai casi in cui il risultato dell'esame radiologico sia inequivocabilmente risolutivo (Fig. 81).

Da quanto finora emerso, è comunque buona norma non basarsi sempre e solo sui reperti radiologici, che in alcuni casi possono essere fuorvianti, ma tenere sempre in debito conto i dati clinici e anamnestici, senza i quali l'errore diagnostico può essere grossolano (Fig. 82).

Per quanto riguarda l'obbligo della conservazione e dell'archiviazione dei dati, indichiamo i seguenti riferimenti normativi: D.Lgs. 230/95 (artt. 111, 114); D.Lgs. 187/2000; D.M. 14/02/97.

Per le modalità di consegna dei referti, bisogna fare riferimento alla legge 675 (meglio nota come *legge sulla privacy*), integrata dal D.Lgs. 196/2003.

Infine, per la conservazione dei dati sensibili, i riferimenti sono la legge n. 59/97 e il D.Lgs. 82/2005 (art. 22, relativo alla *firma digitale*).

Vogliamo qui solo richiamare sinteticamente le linee guida e gli obiettivi di queste normative:

• il raggiungimento di un *"libretto radiologico personale"*, custodito dalla persona assistita o da chi la rappresenta legalmente, sul quale gli specialisti competenti possano annotare le prestazioni radiologiche effettuate con i relativi dati dosimetrici (l'integrazione di questo libretto con quello sanitario – nato come onnicomprensivo – resta ancora tutta da definire);

• la precisazione del destinatario del referto, ossia il medico curante, con le conseguenze compilative e comunicative già viste nei precedenti capitoli;

• la tutela della privacy, mediante la consegna del referto in *busta chiusa* al paziente;

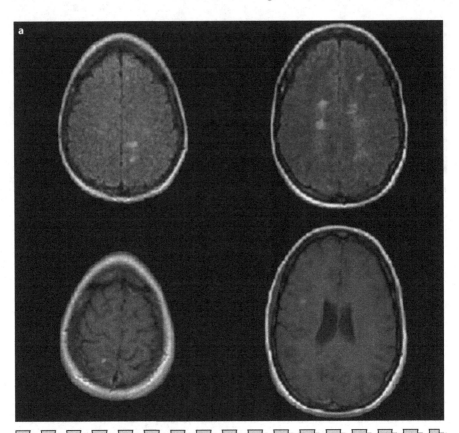

**b** *RM encefalo.*
*Richiesta interna per "recente comparsa di alterazioni dello stato di coscienza di ndd".*
*[...] Multiple areole di alterato segnale della sostanza bianca cerebrale sotto-corticale*
*e peri-ventricolare, caratterizzate da iperintensità nelle sequenze T2-dipendenti. Nelle*
*sequenze T1-pesate dopo iniezione ev di Gadolinio, alcune di queste minute focalità*
*presentano segni di impregnazione. [...]*
*Il quadro RM non è specifico e può essere riferibile sia ad una patologia infiammato-*
*ria demielinizzante o infettiva, quanto ad un forma vasculitica.*

**Fig. 80 a, b.** Nel caso in cui gli esami di imaging non siano risolutivi, la conclusione deve essere "aperta", in modo da non condizionare eccessivamente il curante nel formulare la diagnosi clinica. **a** RM encefalo, sequenze pesate in T2 e in T1 dopo Gadolinio: ADEM (Acute Disseminated EncephaloMyelitis). **b** Referto

- il dovere del radiologo di fornire delucidazioni e chiarimenti al diretto interessato – cioè al paziente/utente. Infatti, in base alle leggi vigenti, il paziente/utente ha diritto all'autodeterminazione del suo stato di salute, che può esplicarsi solo attraverso la corretta pratica dell'acquisizione del *consenso informato*.

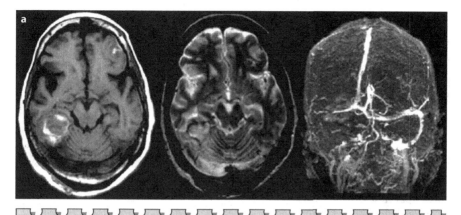

**b** *RM encefalo.*
*Esame effettuato in urgenza per crisi comiziale con alterazione dello stato di coscienza.*
*[...] Estesa lesione del lobo temporale destro con una seconda piccola lesione del lobo*
*frontale sinistro. Tali lesioni presentano netta iperintensità nelle sequenze pesate in T1*
*e sfumata iso-iperintensità in quelle pesate in T2. [...] Lo studio angio-RM venoso ese-*
*guito a completamento evidenzia l'occlusione del seno trasverso di destra.*
*Il quadro è compatibile con infarti venosi emorragici da trombosi sinusale durale.*

**Fig. 81 a, b.** Gli esami di imaging forniscono spesso risposte non conclusive, che contribuiscono alla diagnosi in associazione ai risultati di altre indagini strumentali ed ai dati clinico-
laboratoristici. Invece, nei casi in cui dall'imaging si possano trarre delle conclusioni
ragionevolmente sicure, queste vanno motivate ed espresse con chiarezza. **a** RM dell'encefalo:
infarti venosi emorragici da trombosi dei seni durali. **b** Referto

Infine, riteniamo utile riportare alcuni consigli per compilare correttamente il referto,
sulla base dei suggerimenti dei medici legali che si sono occupati dell'argomento:
- il referto limitato alla sola espressione "quadro radiologico invariato rispetto al
  precedente del..." è consentito solo nell'ambito dello stesso ricovero ospedaliero, in quanto i vari referti sono collegati dalla stessa certificazione rappresentata dalla cartella clinica (Fig. 83);
- il cosiddetto referto "difensivo" – in cui abbondano aggettivi come "sospetto",
  "possibile", "ipotetico", oppure espressioni del tipo "non sono evidenti", "non
  si dimostrano con sicurezza", "non si escludono con certezza" – è ammesso solo
  se motiva i limiti tecnici oggettivi e insormontabili che hanno condizionato in
  senso negativo l'esame, fornendo anche eventuali indicazioni per la prosecuzione
  dell'iter diagnostico (Fig. 84);
- le espressioni come "esame tecnicamente limitato per la mancata collaborazione
  del paziente" vanno usate con cautela, specificando quali sono le motivazioni
  cliniche che giustificano la cattiva qualità dell'esame, in modo da non dar adito
  al dubbio che si voglia scaricare sul paziente la responsabilità di eventuali errori
  o inadeguatezze professionali;

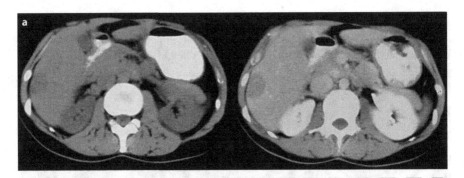

**b** *TC epatica senza e con mdc.*
*Esame effettuato ad integrazione di precedente ecografia per caratterizzazione di lesione epatica del lobo destro. [...] La lesione risulta lievemente ipodensa rispetto al parenchima epatico sia prima che dopo iniezione ev di mdc. [...] Il quadro orienta in prima ipotesi per lesione evolutiva (secondarismo?) e richiede approfondimento con agobiopsia.*

**Fig. 82 a, b.** Attenzione a non lanciarsi in conclusioni azzardate, senza avere in mano sufficienti elementi clinico-anamnestici: lesione epatica benigna con caratteristiche atipiche, scambiata per metastasi. **a** TC epatica, prima e dopo iniezione ev di mdc: iperplasia nodulare focale atipica in paziente asintomatica, senza precedenti anamnestici di rilievo, in particolare di tipo oncologico. **b** Referto

- le situazioni che richiedono immediati provvedimenti terapeutici – è il caso dell'edema polmonare acuto o dello pneumotorace iperteso (Fig. 85) – devono essere comunicate tempestivamente, anche per via telefonica, in modo da evitare colpevoli ritardi;
- il referto deve sottolineare alcuni aspetti: l'informazione clinica ricevuta, così da stabilire un nesso con l'interpretazione data dal radiologo all'esame effettuato; la tecnica di esecuzione, in modo da dimostrare di aver scelto la modalità più idonea per risolvere il quesito; gli eventuali motivi tecnici che limitano l'accuratezza diagnostica dell'esame (meteorismo intestinale, artefatti da protesi metalliche o da materiale ferro-magnetico, ecc.);
- l'importanza della rilettura attenta del referto prima della sua vidimazione, per evitare errori gratuiti, "individuali", potenzialmente gravi o perseguibili (Figg. 5, 46c).

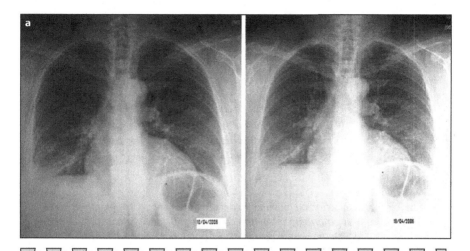

**b** *RX torace standard.*
*Esame richiesto per iperpiressia.*
*Tenue addensamento periferico della base polmonare destra con segni di bronco-*
*gramma aereo e velatura del seno costo-frenico omolaterale da modesto versamento*
*pleurico consensuale. Non lesioni pleuro-polmonari in atto a sinistra. Immagine*
*cardiaca in sede, dimensionalmente ai limiti superiori compatibili.*

*RX torace standard.*
*Esame di controllo richiesto dal Reparto di Malattie Infettive: quadro radiografico*
*sostanzialmente invariato rispetto al precedente del 10/04/06.*

**Fig. 83 a, b.** I referti degli esami di controllo eccessivamente sintetici – "quadro invariato rispetto al precedente del…" – sono ammissibili solo per pazienti interni nell'ambito dello stesso ricovero, in quanto direttamente collegati tra loro nella cartella clinica. **a** Esami radiografici del torace (proiezioni frontali) eseguiti a distanza di pochi giorni l'uno dall'altro nel corso dello stesso ricovero per bronco-polmonite. **b** Referti

**a** *Esami effettuati in urgenza per politrauma.*
*[...]*
*RX polso destro.*
*Nelle proiezioni eseguibili non si osservano evidenti segni di fratture; rapporti articolari apparentemente conservati.*
*Utile ripetizione dell'esame non appena le condizioni cliniche del paziente consentano una più corretta acquisizione dei radiogrammi.*

**b** *Esegue in urgenza per alterazione dello stato di coscienza.*
*TC encefalo senza mdc.*
*Esame limitato da artefatti da movimento del paziente. Per quanto valutabile, non si osservano segni di emorragie intra-craniche né significative alterazioni densitometriche tissutali. Sistema ventricolare in asse, nei limiti per forma e dimensioni.*
*A giudizio clinico, controllo evolutivo in sedazione.*

**Fig. 84 a, b.** Se l'esame radiologico è condizionato da limitazioni tecniche oggettive, queste vanno segnalate nel referto, fornendo – quando possibile – le indicazioni per una corretta ripetizione dell'esame o per un ulteriore accertamento diagnostico. In ogni caso, le formule eccessivamente dubitative o difensive vanno evitate, in quanto nuocciono alla professionalità del radiologo. **a** Referto di esame radiografico di polso in politraumatizzato. **b** Referto di TC dell'encefalo limitata da artefatti da movimento del paziente

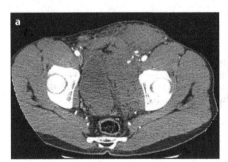
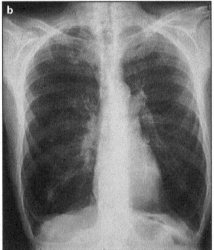

**Fig. 85 a, b.** La comunicazione tempestiva – anche per via telefonica – è essenziale quando un intervento terapeutico suggerito dall'esame appena effettuato può comportare la rapida risoluzione di una condizione critica per il paziente. **a** TC dell'addome con mdc: vasto ematoma pelvico con segni di sanguinamento attivo da un ramo collaterale dell'arteria femorale comune. **b** Radiogramma del torace in proiezione postero-anteriore: estesa falda di pneumotorace con segni di iniziale ipertensione

Capitolo 15

# Il referto multimediale: definizione, normativa, vantaggi

Il referto multimediale – meglio conosciuto come "strutturato" (*structured report*) – presuppone la digitalizzazione del referto e delle immagini diagnostiche.

In Italia, il *referto digitale* è regolato da una normativa non recente (Legge n. 59/97) che recita: "Gli atti, dati o documenti formati dalla pubblica amministrazione e dai privati con strumenti informatici o telematici […], la loro archiviazione e trasmissione con strumenti informatici sono validi e rilevanti a tutti gli effetti di legge […]"; e inoltre: "[…] in tutti i documenti informatici la firma autografa è sostituita dalla firma digitale". Tale legge è integrata dal D.Lgs. n. 82/2005, che all'art. 22 recita: "[…] gli atti formati con strumenti informatici, i dati e i documenti informatici delle pubbliche amministrazioni costituiscono informazione primaria e originale […]".

Ne derivano due aspetti: il primo, che il referto digitale scritto e firmato è un atto originale ed unico; il secondo, che il referto validato e firmato digitalmente è disponibile in rete e può essere aperto e consultato solo da chi ne ha titolo (utente, medico curante).

I *dati diagnostici* sono rappresentati dalle immagini digitali "native" e/o dalle loro elaborazioni.

L'evoluzione tecnologica dell'imaging, che comporta la produzione di numeri anche elevatissimi di immagini per singolo esame, necessita del supporto di complessi sistemi informativi automatizzati, che consentano al radiologo di gestire gli esami in tempi contenuti – avvalendosi anche degli strumenti di post-processing o dell'ausilio di sistemi per la diagnosi assistita (CAD) e la realtà virtuale (Figg. 86, 87) – e di convogliare tutte le informazioni diagnostiche nel flusso refertativo in modo rapido ed efficace.

La complessità di queste tecnologie giustifica la gestione informatica globale dei Servizi di Diagnostica per immagini tramite i sistemi RIS/PACS (Radiology Information System/Picture Archiving and Communication System), che permettono di gestire in maniera integrata ed efficiente tutto il flusso di informazioni iconografiche e testuali.

In quest'ottica, il referto tradizionale evidenzia tutti i suoi limiti nelle sue varie fasi di produzione: dalla codifica e dal pagamento del ticket alla dettatura, alla trascrizione, alla correzione, al riferimento alle immagini diagnostiche e alla firma. Tutti questi limiti si riflettono non solo sui tempi di stesura e di consegna del referto,

F. Schiavon, R. Berletti, *La comunicazione radiologica. Dalle basi al referto multimediale*.
ISBN 978-88-470-1107-6. © Springer-Verlag Italia 2009

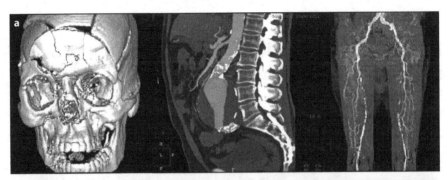

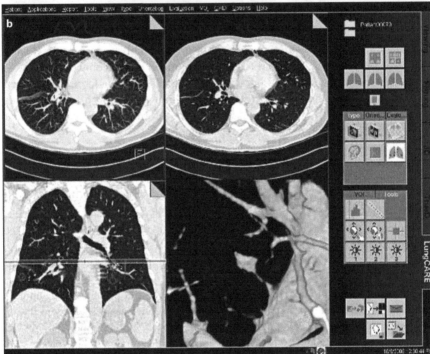

**Fig. 86 a, b.** L'introduzione in campo clinico dell'imaging digitale, con le possibilità applicative offerte dagli attuali sistemi di post-processing e CAD, rende "insufficiente" il referto radiologico tradizionale – considerato solo come testo – ed apre la strada al referto "strutturato", che consente di integrare il testo con le immagini in un formato standard fruibile dai moderni sistemi informativi sanitari. **a** Post-elaborazioni TC: ricostruzione 3D del cranio e ricostruzioni vascolari dell'aorta e degli assi arteriosi per gli arti inferiori. **b** Sistema informatico per lo studio al monitor dei noduli polmonari

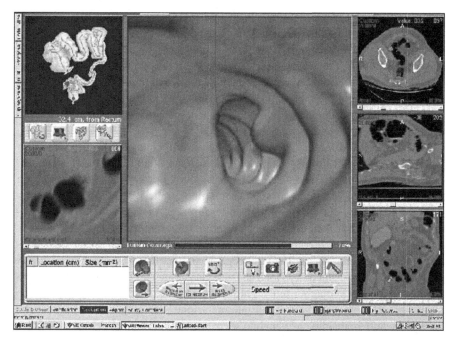

**Fig. 87.** I moderni sistemi di post-elaborazione degli esami di imaging consentono di effettuare una rielaborazione delle immagini diagnostiche, il cui prodotto finale può essere integrato, con l'ausilio di "templates", al referto testuale nel referto multimediale: esempio di applicativi per la rielaborazione delle immagini nella produzione di un referto multimediale

ma anche sulla sua impostazione e sul suo linguaggio, che necessitano di una standardizzazione di base, al fine di rendere più chiara e condivisibile l'informazione diagnostica in relazione alla complessità delle immagini prodotte.

Di referto strutturato si parla da decenni, addirittura dagli anni '60, ma tutti i progetti che si è cercato di avviare sono sempre stati ostacolati sul nascere da un grosso limite che sembrava invalicabile: l'assenza di un lessico comune.

Perciò, tutti gli sforzi successivi si sono concentrati proprio su questo punto e hanno consentito di superare l'ostacolo quando è stato realizzato lo standard DICOM (Digital Imaging and COmmunication in Medicine), che permette di far dialogare sistemi informatici diversi.

Cos'è allora il referto multimediale o strutturato?

*È un documento informatico, nel quale vengono codificate e strutturate le varie parti del referto, corredato dalle immagini più significative tramite dei collegamenti, in un formato standard che sia fruibile dai sistemi informativi sanitari.*

Esso si compone di tutte le parti considerate irrinunciabili per redarre un buon referto: i dati anagrafici del paziente; il tipo di esame eseguito; l'anamnesi; il quesito clinico; i dati tecnici dell'esame; la descrizione dei reperti, che possono essere "gerarchizzati" ed eventualmente misurati, con riferimento diretto alle immagini diagnostiche; le osservazioni finali; la codifica delle patologie di interesse, secondo le modalità suggerite dall'American College of Radiology (ACR).

I termini *standard* e *standardizzazione* – parte integrante della definizione di referto strutturato – vanno ben spiegati, poiché non devono essere intesi come un modo di omogeneizzare il lavoro né come un tentativo di imporre un appiattimento su modelli refertativi pre-costituiti, ma piuttosto come la possibilità di dare ampia diffusione del referto, di curarne la produzione e di memorizzarlo a tempo indefinito sfruttando le tecnologie informatiche.

Così concepito, il referto strutturato ha dei grossi vantaggi, che sono: la completezza, perché – tra l'altro – può accogliere al suo interno altri elementi multimediali, quali immagini, audio e filmati; la rapidità di produzione negli esami più complessi (resta da vedere quella sugli esami più semplici); la leggibilità e la chiarezza; la possibilità del confronto con gli esami precedenti e successivi; la standardizzazione dei formati, come spiegato prima (Fig. 60).

Ma vi è dell'altro: la possibilità di usufruire dei cosiddetti *templates*, cioè di supporti che permettono al radiologo di scegliere da una lista i caratteri morfologici che più si avvicinano alla descrizione che vuol dare di una lesione nel referto; ovvero di individuare le immagini più significative (tra le centinaia o migliaia che compongono l'esame) in relazione all'interpretazione e alle conclusioni diagnostiche che egli ha dato, immagini che vengono segnalate in modo automatico ed incasellate nel pre-referto; o infine di conservare e "congelare" tutte le elaborazioni e modifiche alle immagini che sono state valutate – apportandovi delle eventuali annotazioni – in modo da favorire e mirare il confronto con le immagini analoghe degli esami successivi.

Un ultimo vantaggio, di tipo gestionale, è di rendere inutile la consegna dell'intera iconografia prodotta per l'esame sotto forma di CD, perché può essere messo a disposizione un documento che contiene solo le immagini più significative; fermo restando, ovviamente, la possibilità di disporre di tutta l'iconografia – quando necessario – come nel caso degli esami oncologici.

Capitolo 16

# Referto multimediale: stato dell'arte.
# Conclusioni

In Italia, il cosiddetto referto "strutturato" è ancora poco conosciuto e diffuso.

Perché? Dal momento che esso risponde a quasi tutti i requisiti richiesti per una corretta refertazione e magari si presta – tra gli altri vantaggi – ad una più efficace *tutela medico-legale* per il radiologo, in quanto solo le immagini inserite in esso e scelte da lui vengono a rappresentare la "prova" della sua correttezza diagnostica?

Le motivazioni sembrano più d'una e piuttosto sfumate.

Anzitutto, una carente cultura di fondo che si riferisce sì direttamente al radiologo, ma che coinvolge anche amministratori e industria, se è vero che in una gara per l'acquisizione di un sistema RIS/PACS non vengono talvolta chieste né offerte l'osservanza alle specifiche IHE (Integrating Healthcare Enterprise, una sorta di intelaiatura messa in atto dalla RSNA (Radiological Society of North America) con lo scopo di integrare il referto "strutturato" e i sistemi che lo producono nei moderni dipartimenti radiologici e di armonizzarli con la "cartella sanitaria", il futuro ormai prossimo dell'informatica sanitaria) e le condizioni minimali per produrre il referto "strutturato".

È poi indubbio che l'argomento stesso della refertazione sia ancora poco sentito, sia a livello di formazione del giovane radiologo – non essendo l'argomento presente nei programmi di studio delle Scuole di Specialità, se non come insegnamento sporadico – che di aggiornamento professionale del radiologo formato, essendo sostanzialmente assente dal calendario scientifico.

Anzi, proprio questo carente interesse verso la refertazione in generale è il vero *vulnus* che si ripercuote sfavorevolmente sulla crescita del referto strutturato. In ogni caso, finché l'interesse per l'argomento "referto" non cresce e non sono chiari i principi clinici e comunicativi che lo regolano, è bene che anche quello per il referto strutturato non vada oltre. Quest'ultimo infatti non va inteso come la panacea che risolve tutti i problemi di comunicazione del radiologo e soddisfa le aspettative del "cliente", sia esso il paziente o il medico curante; ma piuttosto deve essere pensato come un elemento di crescita e miglioramento dell'atto comunicativo, e quindi come una vera opportunità.

In altre parole, il referto strutturato non è una ciambella di salvataggio per il radiologo mediocre, ma un nuovo ed efficace strumento per il radiologo eccellente.

F. Schiavon, R. Berletti, *La comunicazione radiologica. Dalle basi al referto multimediale.* 103
ISBN 978-88-470-1107-6. © Springer-Verlag Italia 2009

Anche perché – e con questo concludiamo – la progressiva informatizzazione dei servizi esalta l'*autonomia del radiologo*, che diviene il gestore diretto di tutto il ciclo produttivo del suo lavoro (in ambito agro-alimentare si parlerebbe di "filiera", termine oggi assai di moda), potendo controllarlo ed intervenire in ogni momento.

Abbiamo volutamente tralasciato un altro argomento molto importante: l'ergonomia dei sistemi informatici. Sono efficienti, oltre che efficaci? Sono flessibili, così da velocizzare le procedure, oltre che migliorarle?

La risposta a questi quesiti sarà lo spunto del nostro prossimo impegno.

Appendice

# Nuove tecnologie abilitanti per la refertazione radiologica

La refertazione è tipicamente un'attività interdisciplinare che coinvolge competenze e tecnologie molteplici. Molte ricerche hanno evidenziato e approfondito le competenze richieste, sia sotto il profilo della preparazione del personale addetto all'attività di refertazione, ad esempio il medico o la segretaria-trascrittrice, sia sotto il profilo della preparazione tecnica e tecnologica che in questi anni ha fortemente modificato l'attività medico-radiologica.

Il referto, prodotto finale dell'attività radiologica, oltre a rappresentare il mezzo di comunicazione principale tra il radiologo e il paziente, eventualmente intermediata dal medico clinico o dal medico generico, assolve ad un principio fondamentale: quello di esplicitare, mediante la scrittura, l'interpretazione di un'immagine.

Le tecniche per la produzione di un referto a partire da un'immagine possono essere essenzialmente ricondotte a uno dei seguenti casi:

a. la redazione del referto direttamente da parte del radiologo mediante dattilografia;

b. la registrazione di audio da parte del radiologo, mediante un dittafono analogico oppure digitale e la successiva trascrizione in testo mediante dattilografia da parte di personale di segreteria;

c. la dettatura da parte del radiologo e la trascrizione in testo effettuata contemporaneamente con strumenti di refertazione vocale.

È evidente che il referto avrà caratteristiche e connotazioni diverse a seconda del tipo di tecnica e tecnologia adottate per la sua produzione.

È altrettanto evidente che la refertazione vocale, tecnologia che solo qualche anno fa poteva essere considerata come uno strumento futuribile adatto a pochi addetti, è di fatto diventata un diffuso strumento di uso quotidiano. Tale tecnologia ha indubbiamente modificato il modo di lavorare dei medici radiologi e il processo stesso di produzione dei referti, portando importanti benefici e un più alto livello di flessibilità nel lavoro. Prima dell'introduzione della refertazione vocale i referti erano tipicamente compilati individualmente dai medici ed erano disponibili solamente diversi giorni dopo l'effettiva refertazione, specialmente se effettuata tramite la trascrizione dell'audio registrato. La refertazione vocale ha permesso di velocizzare la produzione dei referti che possono essere dettati, corretti, stampati e firmati dai

F. Schiavon, R. Berletti, *La comunicazione radiologica. Dalle basi al referto multimediale.*
ISBN 978-88-470-1107-6. © Springer-Verlag Italia 2009

medici senza un eccessivo appesantimento del lavoro durante l'analisi delle immagini radiologiche.

È stato dimostrato che l'uso regolare di sistemi di refertazione vocale, una volta superata la diffidenza iniziale nei confronti dell'innovazione tecnologica, permette ai medici di conseguire importanti obiettivi di riduzione e snellimento nell'elaborazione dei referti, facendo fronte alla crescita dei volumi di produzione senza dover necessariamente modificare l'organizzazione lavorativa.

I sistemi più innovativi di refertazione vocale si adattano alle diverse esigenze organizzative e permettono al personale medico e amministrativo di non modificare significativamente il modo di operare e gli abituali flussi di lavoro.

Negli ultimi anni il numero di documenti e le fonti di informazione disponibili in formato elettronico (database scientifici, letteratura specialistica, vocabolari standard quali SNOMED, RadLex o ACR, sistemi di codifica quali HL7, fonti dati aperte quali PubMed o Wikipedia) sono tuttavia cresciute in modo quasi esponenziale, mentre la capacità di lettura, analisi e comprensione è rimasta praticamente immutata. La maggior parte di questi documenti è in forma di testo libero non strutturato. Ricerche recenti stimano che oltre l'85% delle informazioni attualmente disponibili sia di tipo non strutturato e che solo il 15% delle informazioni sia di tipo strutturato.

Quando si parla di documenti o, più in generale, di dati non strutturati, tipicamente ci si riferisce a dati che non hanno nessuna struttura esplicita oppure che non sono facilmente processabili da parte di un computer. Nasce quindi la necessità di saper estrarre informazioni significative dai documenti, particolarmente quelli scritti in linguaggio naturale, per poterle memorizzare in maniera strutturata in un archivio o database, in modo da permettere una più facile consultazione e analisi quando necessario.

Il *text mining* è una tecnologia linguistica e matematica per il Trattamento Automatico del Linguaggio (TAL), che permette di elaborare grosse quantità di dati non strutturati, difficilmente trattabili con tecniche tradizionali.

Le applicazioni possono diversificarsi notevolmente dal punto di vista del tipo di testi analizzati e anche dal punto di vista delle tecnologie di base utilizzate: la linguistica computazionale, il calcolo statistico e l'informatica.

Le applicazioni possono tuttavia essere ricondotte alle seguenti categorie:

a. Strutturazione di testi;
b. Classificazione automatica di documenti;
c. Ricerca ed estrazione automatica di concetti-entità;
d. Ricerca intelligente di informazione mediante linguaggio naturale;
e. Trattamento di testi multilingue.

Il *text mining* tipicamente prevede due fasi distinte che si succedono in automatico l'una dopo l'altra: l'analisi linguistica e l'analisi statistica.

L'analisi linguistica permette di cogliere gli elementi chiave di ogni testo. La sola lemmatizzazione del testo riduce le varianti morfologiche ed elimina le ambiguità lessicali, rendendo statisticamente rilevante il numero di occorrenze delle parole. Più efficacemente, le grammatiche ad ampia copertura linguistica analizzano le frasi del testo, classificano ogni parola evidenziandone gli attributi morfologici, sintattici e semantici. Ontologie e basi di conoscenza permettono di connotare semanticamente i diversi oggetti lessicali e di correlazionarli nella complessa ragnatela di relazioni nominate (appartenenza, applicabilità, ecc.) che lega tutti gli oggetti linguistici della frase.

Nella seconda fase, i risultati dell'elaborazione linguistica sono trattati statisticamente: l'analisi statistica classifica i documenti sulla base degli elementi chiave condivisi, avendo impostato come parametri per la classificazione criteri sia linguistici (scelta delle categorie grammaticali e semantiche), che statistici (soglia di affinità e di significatività, peso per variabili, valori e distribuzione).

La maggioranza dei servizi radiologici si avvale ampiamente dell'assistenza di strumenti tecnologici e informatici: il rapido processo di digitalizzazione avvenuto in questi anni ha portato ad informatizzare quasi completamente il processo di gestione dei servizi e radiologici. La digitalizzazione e informatizzazione hanno abbracciato anche l'attività di produzione del referto, che avviene ormai in maniera del tutto abituale tramite programmi informatici per acquisire e memorizzare i dati strutturati (sistemi RIS) e tramite programmi di gestione e di memorizzazione delle immagini (sistemi PACS).

Sia i sistemi RIS che i sistemi PACS sono dotati di funzioni e strumenti per la refertazione. Tuttavia, malgrado i programmi informatici consentano di acquisire i dati in maniera strutturata, nella maggior parte dei sistemi il referto che ancor oggi viene prodotto è in tutto e per tutto simile al referto che veniva prodotto anni fa, con l'ausilio di personale di segreteria che provvedeva all'attività di scrittura, utilizzando una semplice macchina da scrivere o un comune software di videoscrittura. Nonostante i referti contengano spesso informazioni di tipo strutturale, usate dai medici per migliorare la leggibilità e comprensibilità del referto, introdotte mediante caratteri specifici di formattazione (come ad esempio la paragrafazione del testo, la evidenziazione di frasi con caratteri in maiuscolo o grassetto), la struttura sottostante è del tutto piatta e il referto viene inserito come semplice testo all'interno del database del programma gestionale.

In ambito radiologico si definisce referto strutturato, in senso stretto, un documento in formato elettronico opportunamente strutturato, ossia un documento che evidenzi le diverse sezioni del referto, a ciascuna delle quali possono essere associate in maniera univoca le immagini più significative tra le numerosissime disponibili, e che mostri elenchi interpretabili senza ambiguità.

Quindi un primo passo necessario per passare dal referto comune al referto strutturato è quello della strutturazione del testo.

Il *text mining* può quindi essere impiegato come tecnologia abilitante in ambito medico e biomedico proprio per la strutturazione semi-automatica o automatica del referto.

Un primo approccio tecnologicamente non molto complesso è quello della refertazione assistita.

La refertazione assistita è uno strumento software che permette in maniera rapida e semplice non tanto di scrivere o dettare un testo ma di redarre un testo a partire da modelli di referti, da frasi o testi predefiniti, reperibili mediante strutture organizzate quali liste oppure alberi ramificati.

Spesso viene fornito al medico anche uno scheletro di documento, eventualmente attivato in maniera automatica rispetto alla tipologia di esame effettuato oppure rispetto al decorso clinico del paziente, che il medico può usare come base per la refertazione: in questo caso la refertazione non avviene più come introduzione di solo testo libero. La refertazione assistita permette al medico di produrre un referto attraverso una procedura predefinita che guida la composizione del referto mediante la compilazione di sezioni successive predefinite a partire da modelli preesistenti.

Si consideri il seguente esempio, che potremmo definire "referto di esordio", applicabile al caso di un paziente che abbia effettuato un primo esame:

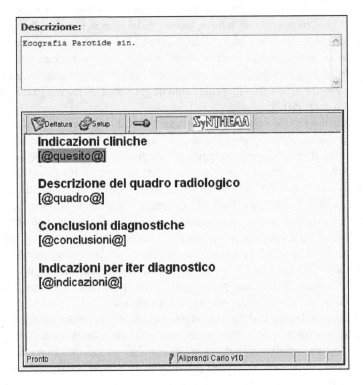

In questo caso la struttura è composta dalle seguenti sezioni:
• Indicazioni cliniche;
• Descrizione del quadro radiologico;
• Conclusioni diagnostiche;
• Indicazioni per iter diagnostico.

Ciascuna di queste sezioni può essere compilata accedendo ad un menù specifico di frasi precostituite, che permettono di standardizzare e di velocizzare notevolmente l'attività di refertazione.

La refertazione vocale viene utilizzata negli strumenti di refertazione assistita sia per la funzione classica di trascrizione in testo del dettato (riconoscimento del parlato continuo) sia per la funzione di navigazione vocale tra le sezioni del referto. È infatti possibile, ad esempio, saltare dalla sezione corrente "Indicazioni cliniche", indicata dal segnaposto "@quesito@", alla sezione "Conclusioni diagnostiche", indicata dal segnaposto "@conclusioni@", pronunciando il comando vocale VAI A CONCLUSIONI.

Un sistema di refertazione assistita, sebbene talvolta possa essere percepito come uno strumento che limiti il lavoro o vincoli lo stile di scrittura del medico, permette di creare dei referti consistenti e coerenti, fornendo un maggiore valore aggiunto in termini di capacità di lettura e interpretazione dello stesso sia da parte del destinatario sia, ovviamente, da parte del sistema gestionale. Il sistema gestionale può infatti considerare il referto strutturato come un dato strutturato e provvedere a memorizzare in maniera organizzata le diverse componenti del referto, rendendo quindi più facilmente consultabili e ricercabili le informazioni.

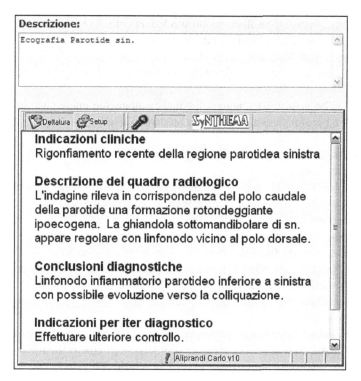

Un secondo approccio, tecnologicamente più complesso, risulta quello della strutturazione automatica del referto.

Se si parte dal presupposto che il referto strutturato ha come obiettivo quello di schematizzare e organizzare in maniera univoca i dati per inserirli all'interno dei sistemi gestionali e che al paziente deve essere consegnato un referto che esponga chiaramente un contenuto, può essere estremamente utile disporre di strumenti in grado di estrarre le parti di testo significative e organizzarle automaticamente in un testo strutturato.

Il Natural Language Understanding (NLU) è una tecnologia linguistico-matematica che permette di comprendere automaticamente il testo e di estrarre informazioni. In ambito radiologico il NLU può essere utilizzato per analizzare i referti e per estrarre i fatti in esso contenuti o la struttura implicitamente nascosta del testo, rendendola esplicita per i diversi fruitori dei sistemi gestionali.

Per capire quale sia la difficoltà che la tecnologia NLU deve affrontare e risolvere, si considerino le seguenti frasi di esempio:
a. "il paziente risulta immunodepresso"
b. "il marito della paziente risulta immunodepresso"

Se per una persona è estremamente semplice cogliere il diverso senso delle frasi, per un computer è estremamente più complesso distinguere la differenza di significato tra le due frasi, in quanto risultano molto simili dal punto di vista sintattico ma anche molto diverse dal punto di vista semantico.

Gli strumenti di NLU sono in grado di comprendere il significato e rappresentarlo in un formato che sia utilizzabile direttamente dal computer e dai sistemi gestionali.

Il NLU si basa su una tecnologia linguistica altamente innovativa, in grado di effettuare una profonda analisi articolata su diversi livelli:
• Analisi morfologica;
• Analisi sintattica e logico-funzionale;
• Analisi semantica.

La tecnologia linguistica permette di cogliere i concetti chiave presenti in ogni frase del testo strutturando automaticamente le informazioni che sono espresse in modo non strutturato.

Ogni frase di un testo viene rappresentata come grafo concettuale costituito da un insieme di concetti (nodi del grafo) e relazioni logico-funzionali (archi).

L'analisi morfologica del testo permette di rimuovere le eventuali ambiguità lessicali classificando ogni parola e riportandola alla sua forma base (lemma), ricavando altresì gli attributi morfologici (genere/numero per i nomi, oppure modo/tempo/persona per i verbi, ecc.).

L'analisi sintattica e logico-funzionale consente di identificare automaticamente i ruoli sintattici dei singoli costituenti all'interno dell'albero sintattico della frase (soggetto, complemento oggetto, ecc.) e le relazioni logico-funzionali che intercorrono tra i nodi dell'albero (soggetto, complemento oggetto, complementi di specificazione, di luogo, di tempo, di modo, ecc.).

L'analisi semantica, utilizzando una base di conoscenza specifica del dominio, consente di risolvere eventuali ambiguità di significato dei termini e di associare al documento i concetti di riferimento (ad esempio sinonimi, iperonimi, ecc.).

Nella frase dell'esempio **a** l'analisi linguistica è in grado di identificare la relazione logico-funzionale di complemento oggetto tra i concetti "risultare" e "immunodepresso" e una relazione logico-funzionale di agente tra i concetti "risultare" e "paziente":

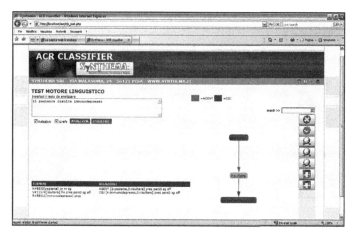

Nella frase dell'esempio **b** l'analisi linguistica è in grado di identificare una relazione logico-funzionale di complemento oggetto tra i concetti "risultare" e "immunodepresso" e una relazione logico-funzionale di agente tra i concetti "risultare" e "marito":

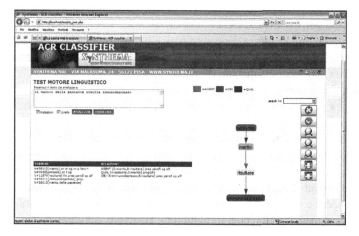

La tecnologia NLU è stata notevolmente perfezionata in questi anni e i risultati sono significativi anche per applicazioni più complesse quali, ad esempio, la classificazione automatica dei referti, la marcatura automatica e l'estrazione automatica di conoscenza dai referti.

Come esempio, consideriamo il seguente referto, redatto mediante un sistema di refertazione vocale integrato in un comune strumento di Word Processing:

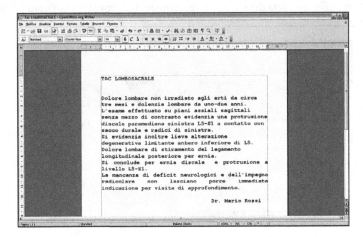

Appare evidente il tentativo di organizzare il referto in maniera strutturata da parte del medico, mediante una distribuzione logico-concettuale del discorso che si sviluppa in paragrafi successivi, ognuno dei quali identifica un punto chiave del referto.

Tali punti possono essere così riassunti:
- Anamnesi;
- Descrizione del quadro radiologico;
- Conclusioni diagnostiche;
- Indicazioni per iter diagnostico.

Uno strumento di strutturazione automatica basato su NLU è in grado di effettuare sul referto due operazioni estremamente semplici per una persona ma complesse per un sistema informatico:
- Identificare le sezioni eterogenee all'interno del referto;
- Assegnare a ciascuna sezione un marcatore che qualifichi suo il ruolo semantico nel referto.

L'identificazione automatica delle sezioni all'interno del referto avviene utilizzando algoritmi di analisi linguistica che, elaborando il testo, estraggono le rappresentazioni concettuali e il significato profondo di ciascuna frase, come presentato nei precedenti esempi **a** e **b**. Dopo avere effettuato la rappresentazione in termini di concetti e relazioni si può determinare il senso corretto dei termini espressi dal medico mediante linguaggio naturale e risolvere automaticamente le eventuali ambiguità. Si procede quindi a confrontare tra loro le diverse rappresentazioni concettuali delle frasi del referto per trovare somiglianze, raggruppando frasi tra loro simili mediante una *ricerca concettuale* all'interno di un database precostituito di referti strutturati.

Dopo avere effettuato l'identificazione delle diverse sezioni del referto, gli algoritmi di *text mining* sono in grado, utilizzando tecniche di tipo probabilistico e stati-

stico, di assegnare un marcatore ad ogni sezione, proponendo le descrizioni semantiche più significative provenienti dal database precostituito dei referti strutturati.

Il risultato finale pertanto è un referto in cui sono state estratte e marcate le
diverse strutture:

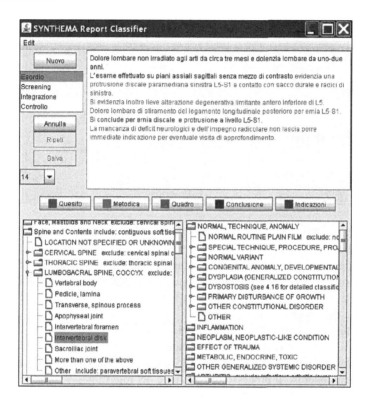

In questo caso lo strumento di strutturazione automatica del referto è riuscito ad
identificare ed evidenziare con colorazioni diverse come sezioni significative:
- Descrizione del quadro radiologico (QUADRO);
- Conclusioni diagnostiche (CONCLUSIONE);
- Indicazioni per iter diagnostico (INDICAZIONE).

Dopo che il medico ha verificato e validato le informazioni, lo strumento associa in maniera univoca a ciascuna sezione del referto il marcatore appropriato,
generando le meta-informazioni sottostanti che rendono evidenti la struttura, e contemporaneamente raffina il database precostituito dei referti strutturati mediante un
meccanismo di apprendimento.

Il testo strutturato può essere acquisito come dato strutturato al sistema RIS o
PACS:

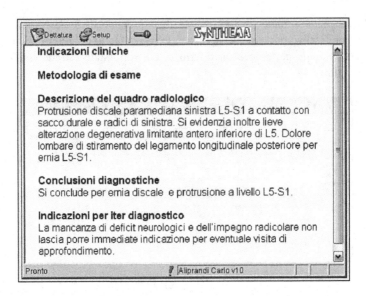

Al medico resta solo il compito di ricercare le immagini significative e asse-gnarle a ciascuna sezione identificata, compito tipico di un sistema PACS.

Il *text mining* può quindi costituire una tecnologia abilitante per l'attività di refertazione radiologica, assistendo e affiancando il medico nel processo di produzione dei referti.

La produzione di referti strutturati, pratica attualmente poco diffusa, può essere semplificata, personalizzata e semi-automatizzata dai sistemi di refertazione assi-stita, direttamente integrati con sistemi RIS o PACS, contribuendo a ottimizzare e rendere meno oneroso il processo di redazione dei referti.

Il referto strutturato potrà effettivamente diffondersi, al pari ad esempio della re-fertazione vocale o dei sistemi RIS/PACS, a condizione che la migliore qualità del referto fornito rispetto ad un referto non strutturato possa essere realizzata senza dover affaticare o appesantire il lavoro del medico: in quest'ottica il *text mining* e la refertazione assistita costituiscono dei validi alleati.

# Letture consigliate

Amatayakul MK, Sattler AR (1990) Computerization of the medical record – how far are we? Proc Annu Symp Comput Appl Med Care 724-728

American College of Radiology (1995) ACR Standard for Communication, Diagnostic Radiology, Reston, Impact of Reporting Errors

American College of Radiology (1995) Glossary of MR Terms, Reston

Barnhard HJ, Dockray KT (1970) Computerized operation in the diagnostic radiology department, AJR Am J Roentgenol 109:628-635

Barnhard HJ, Jacobson HG, Nance JW (1974) Diagnostic radiology information system (DRIS). Radiology 14:314-319

Barnhard HJ, Lane GB (1982) The computerized diagnostic radiology department: update 1982. Radiology 145:551-558

Barnhard HJ, Long JM (1966) Computer autocoding, selecting and correlating of radiologic diagnostic cases. A preliminary report. AJR Am J Roentgenol 96:854-863

Bell DS, Greenes RA (1994) Evaluation of UltraSTAR: performance of a collaborative structured data entry system. Proc Annu Symp Comput Appl Med Care 216-222

Bell DS, Greenes RA, Doubilet P (1992) Form-based clinical input from a structured vocabulary: Initial application in ultrasound reporting. Proc Annu Symp Comput Appl Med Care 789-790

Bell DS, Pattison-Gordon E, Greenes RA (1994) Experiments in concept modeling for radiographic image reports. J Am Med Inform Assoc 1:249-262

Bell DS, Pattison-Gordon E, Greenes RA et al (1994) A conceptual-graph framework for structured reporting in radiology: application in pelvic ultrasound and breast imaging. In: Wolfan NT, Rowberg AH (eds) Computer Applications to Assist Radiology. Symposia Foundation, Carlsbad, pp 261-264

Berlin L (2002) Communicating findings of radiological examinations: Whiter goest the radiologist's duty? AJR Am J Roentgenol 178:809-815

Berlin L (1999) Comparing new radiographs with those obtained previously. AJR Am J Roentgenol 172:3-6

Berlin L (2003) Duty to directly communicate radiologic abnormalities: has the pendulum swung too far? AJR Am J Roentgenol 181:375-381

Berlin L (2003) Standards, guidelines, and roses. AJR Am J Roentgenol 181:945-950

Bernauer J (1991) Conceptual graphs as an operational model for descriptive findings. Proc Annu Symp Comput Appl Med Care 214-218

Bernauer J, Gumrich K, Kutz S et al (1991) An interactive report generator for bone scan studies. Proc Annu Symp Comput Appl Med Care 858-860

Blais C, Samson L (1995) The radiologic report: a realistic approach. CARJ 46:19-22

Bluth E, Havrilla M, Blakeman C (1993) Quality improvement techniques: Value to improve the timeliness of preoperative chest radiographic reports. AJR Am J Roentgenol 160:995-998

Brolin I (1974) Erfahrungen mit dem Medela-System [Experiences of the Medela system (author's transl)]. Radiologe 14:297-305

Brolin I (1972) MEDELA: an electronic data-processing system for radiological reporting. Radiology 103:249-255

Brolin I (1973) Radiologic reporting. I. Problems of structuring and coding information from diagnostic radiology. II. Medela reporting system. Acta Radiologica p 323 [Suppl]:1-151

Brolin I (1967) Systematisering och databehandling av rontgenutlatanden [Systematizing and data-processing x-ray reports], Lakartidningen 64:51-58

Campbell K, Musen M (1992) Representation of clinical data using SNOMED III and conceptual graphs. Proc Annu Symp Comput Appl Med Care

Campbell KE, Wieckert K, Fagan LM et al (1993) A computer-based tool for generation of progress notes. Proc Annu Symp Comput Appl Med Care 284-288

Cascade PN, Berlin L (1999) Malpractice issues in Radiology. America College of Radiology standard for communication. AJR Am J Roentgenol 173:1439-1442

Cavagna E, Berletti R, Schiavon F et al (2003) L'ottimimizzazione dei tempi di consegna degli esami radiologici. La metodologia Six Sigma applicata ad una Unità Operativa di Radiodiagnostica. Radiol Med 105:205-214

Cavallo V, D'Aprile MR, Lanciotti S et al (2001) Il referto radiologico e la sua leggibilità. Radiol Med 101:32-325

Cavallo V, Giovagnorio F, Messineo D et al (1991) Proposta di un sistema originale di "input vocale mediato" nella refertazione radiologica. Radiologia Medica 82:738-740

Clayton P, Ostler D, Gennaro J et al (1980) A radiology reporting system based oil most likely diagnoses. Comp Biomed Res 13:258-270

Clinger N, Hunter T, Hillman B (1988) Radiology reporting: Attitudes of refering phyisicans. Radiology 169:825-826

Curtis P, Langlotz CP (2000) Structured Reporting in Radiology, originale apparso su Society for Health Service Research in Radiology. Newletter http://www.shsrr.org/2000/reporting1/

D'Orsi C, Kopans D (1994) American College of Radiology's mammography lexicon: Barking up the only tree. AJR Am J Roentgenol 162:595

Elmore JG, Wells CK, Lee CH et al (1994) Variability in radiologists' interpretations of mammograms. New Engl J Med 33:1493-1499

Freidman PJ (1983) Radiologic reporting: structure. AJR Am J Roentgenol 140:171-172

Gagliardi R (1995) The evolution of the X-ray report. AJR Am J Roentgenol 164:501-502

Gouveia-Oliveira A, Raposo V, Salgado N et al (1991) Longitudinal comparative study: The influence of computers on reporting of clinical data. Endoscopy 23:334-337

Greene R, Barnett G, Klein S et al (1970) Recording, retrieval, and review of medical data by physician computer interaction. New Engl J Med 282:307-315

Greenes R (1992) OBUS: A microcomputer system for measurement, Calculation, reporting, and retrieval of obstetric ultrasound examinations. Radiology 144:833-979

Hall FM (2000) Language of the radiology report: primer for residents and wayward radiologist. AJR Am J Roentgenol 175:1239-1242

Haugh PJ, Clayton PD, Tocino I et al (1991) Chest Radiography: a tool for the audit of report quality. Radiology 180:271-276

Holman B, Aliabadi P, Silverman S et al (1994) Medical impact of unedited preliminary radiology reports. Radiology 191:519-521

Kahn C, Wang K, Bell D (1996) Structured entry of radiology reports using world-wide web technology. RadioGraphics 16:683-691

Kalbhen C, Yetter E, Olson M et al (1998) Assessing the resectability of pancreatic carcinoma: The value of reinterpreting abdominal CT performed at other institutions. AJR Am J Roentgenol 171:1571-1576

Kong A, Barnett G, Mosteller F et al (1986) How medical professionals evaluate expressions of probability. New Engl J Med 315:740-744

Kushner DC, Lucey LL (2005) Diagnostic radiology reporting and communication: the ACR guideline. J Am Coll Radiol 2:15-21

Langlotz CP (2002) Automating structuring of radiology reports: harbinger of a second information revolution in radiology. Radiology 224:5-7

Leslie A, Jones AJ, Goddard PR (2000) The influence of clinical information on the reporting of CT by radiologist. Br J Radiol 73:1052-1055

Magen A, Langlotz C, Banner M et al (1997) Interpretation of outside examinations: an undervalued service? American Roentgen Ray Society, ARRS, Boston

McLoughlin RF, So CB, Gray RR et al (1995) Radiology reports: how much descriptive details is enough? AJR Am J Roentgenol 165:803-806

Melson D, Brophy R, Blaine J et al (1998) Impact of a voice recognition system on report cycle time and radiologist reading time. In: Horii S, Blaine J (eds) Proceedings of Medical Imaging: PACS Design and Evaluation. SPIE, Bellingham, pp 226-236

Moorman P, Van Ginneken A, Siersema P et al (1995) Evaluation of reporting based on descriptional knowledge. J Am Med Inform Assoc 2:365-373

Musen M, Weickert K, Miller F et al (1995) Development of a controlled medical terminology: Knowledge acquisition and knowledge representation. Meth Info Mod 34:85-95

Nishikawa RM, Doi K, Giger ML et al (1995) Computerized detection of clustered microcalcifications: Evaluation of performance on mammograms from multiple centers. RadioGraphics 15:443-452

Pendergrass H, Greenes R, Barnett G et al (1969) Ali on-line computer facility for systematized input of radiology reports. Radiology 92:709-713

Poon A, Fagan L, Shortliffe E (1996) The Pen-Ivory project; exploring user-interface design for the selection of items from large controlled vocabularies of medicine. J Am Med Inform Assoc 3:168-183

Revak CS (1983) Dictation of radiologic reports (letter). AJR Am J Roentgenol 141:210

Rogers LF (2001) Information transfer: radiology reports. AJR Am J Roentgenol 176:573

Rothman M (19998) Malpractice issues in radiology: radiology reports. AJR Am J Roentgenol 170:1108-1109

Schiavon F, Berletti R (2006) Il radiologo e la refertazione. Suggerimenti per una corretta comunicazione. Edizioni Minerva Medica, Torino

Schiavon F, Berletti R, Guglielmi G et al (2003) La diagnostica per immagini nell'invecchaimento. Radiologia Medica 106 [Suppl 1-3]

Schiavon F, Cavagna E, D'Andrea P et al (2000) Immagini e parole. La tramissione delle immagini e la refertazione nella radiologia toracica (parte I). Radiol Med 99:223-232

Schiavon F, Cavagna E, D'Andrea P et al (2000) Immagini e parole. La tramissione delle immagini e la refertazione nella radiologia toracica (parte II). Radiol Med 99:323-333

Schiavon F, Cavagna E, Perini S (2005) Il processo della comunicazione in neuroradiologia mediante refertazione. Riv Neurobiol 2:5-12

Schiavon F, Grigenti F (2007) Radiological reporting in clinical practice. Springer-Verlag, Milano

Schiavon F, Nardini S, Favat M et al (1998) Problemi diagnostici nella lettura degli esami radiologici del torace di accoglimento dell'anziano. Esperienza personale. Radiol Med 96:48-54

Seltzer S, Kelly P, Adams D et al (1994) Expediting the turnaround of radiology reports: Use of total quality management to facilitate radiologists' report signing. AJR Am J Roentgenol 162:775-781

Sobel J, Pearson M, Gross K et al (1990) Information content and clarity of radiologists' reports for chest radiography. Acad Radiol 3:709-717

Steele JL, Nyce JM, Williamson KB et al (2002) Learning to report. Acad Radiol 9:817-820

Swets JA, Getty DJ, Pickett RM et al (1991) Enhancing and evaluating diagnostic accuracy. Med Decis Making 11:9-18

Tardáguila F, Martí-Bonmatí L, Bonmatí J (2004) El informe radiologico: estylo y contenido (II). Radiologia 46(4):199-202

Tardáguila F, Martí-Bonmatí L, Bonmatí J (2004) El informe radiologico: filosofía general (I). Radiologia 46(4):195-198

Tuddenham W (1984) Glossary of terms for thoracic radiology. Recommendations of the Nomenclature Committee of the Fleischner Society. AJR Am J Roentgenol 143:509-517

Vydareny KH (1999) Radiology 1998: are today's residents ready for (tomorrow's) practice? AJR Am J Roentgenol 173:537-538